人気小児科医が教える

機嫌《きげん》のいい子に育つ ママの口ぐせ

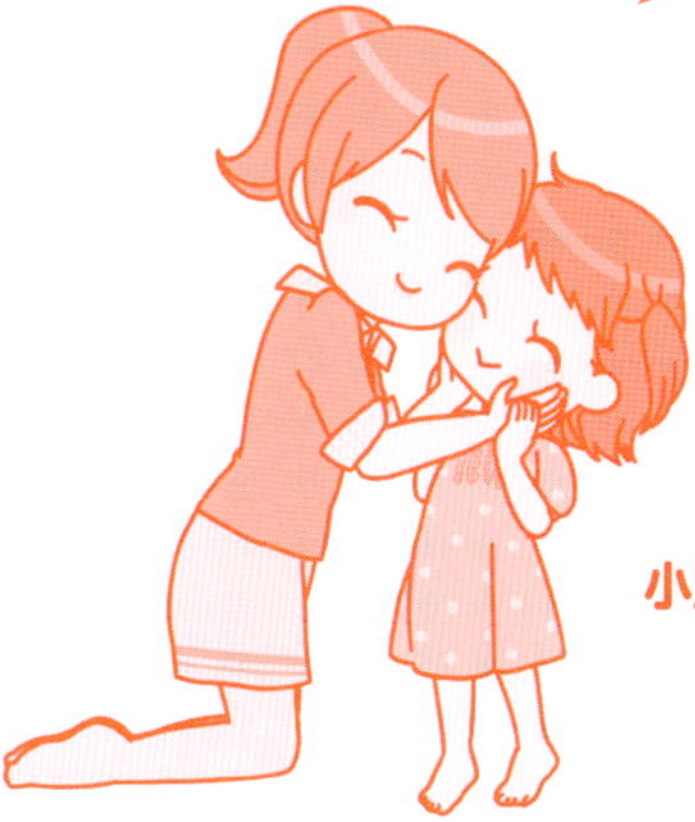

小児科医 上田 隆

プロローグ

「からだコトバ」と「魔法《まほう》の言葉」

小児科の外来で診察《しんさつ》していると、お母さんやおばあちゃんから、「小児科の先生は大変ですね。幼い子どもはちゃんと話ができないから、どこが悪いのか自分で言えないものね」とよく言われます。半分当たっていて、半分当たっていません。確かに医者になって最初の頃は、子どもの訴《うった》えがはっきりしないために、親からできるだけ詳《くわ》しく情報を集めた上で、たくさん検査をして診断《しんだん》を進めていきました。

小児科医として経験を積むにしたがい、子どもは言葉で表現できなくても、体を使って表現していることに気づきました。これを「からだコトバ」と私は呼んでいます。「からだコトバ」を注意して聴《き》くように努力していくと、子どもの「心の声」が自然と伝わってくるようになりました。子どもの「心の声」を聴いて初めて処方箋《しょほうせん》を出すことができます。その処方箋こそが「魔法《まほう》の言葉」なのです。この本で紹介《しょうかい》する「魔法の言葉」は私が創作したものではありません。お母さんやお父さんや子どもたちから教えてもらったものです。

「子どもは未来」です。「思いの力」「言葉の力」によって、未来を創《つく》る子どもを上手《じょうず》に育てるコツを皆さんにこっそりお伝えします。

特に読んでいただきたいところは、第5章の「『からだコトバ』に応《こた》える『魔法の言葉』」です。どれも特別な言葉ではなく、日頃使っている言葉ばかりです。けれども、こうした「魔法の言葉」を、親が口ぐせとして使っていれば、子どもはいつも機嫌《きげん》よく、健やかに成長していくことでしょう。

本書に出てくるエピソードの症例《しょうれい》については、個人情報保護法によるプライバシー保護のため、公開についてご本人の承諾《しょうだく》を得ているか、あるいはさまざまな症例を組み合わせて内容を大きく改変しています。

この本が、お母さんやお父さんの子育てのお役に立てたら、著者としてこれに勝《まさ》る喜びはありません。

２０１３年２月

小児科医　上田　隆

目次
contents

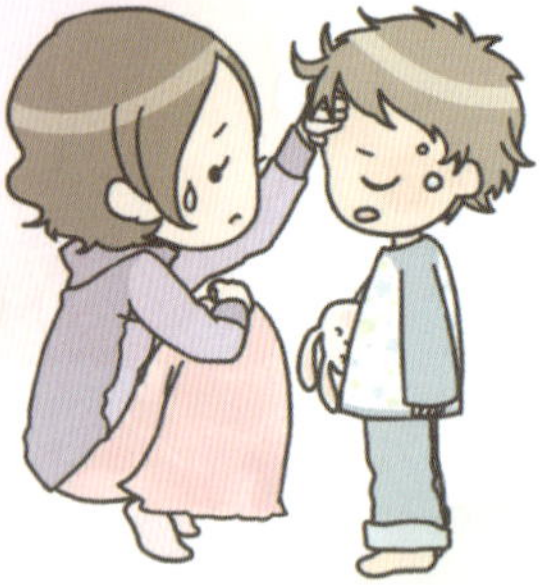

第1章 子どもの「からだコトバ」とは

子どもの「心の声」を、ちゃんと受け止めていますか？

第2章

病気や怪我をしやすい子どもの親の共通点

こんな口ぐせがありませんか?

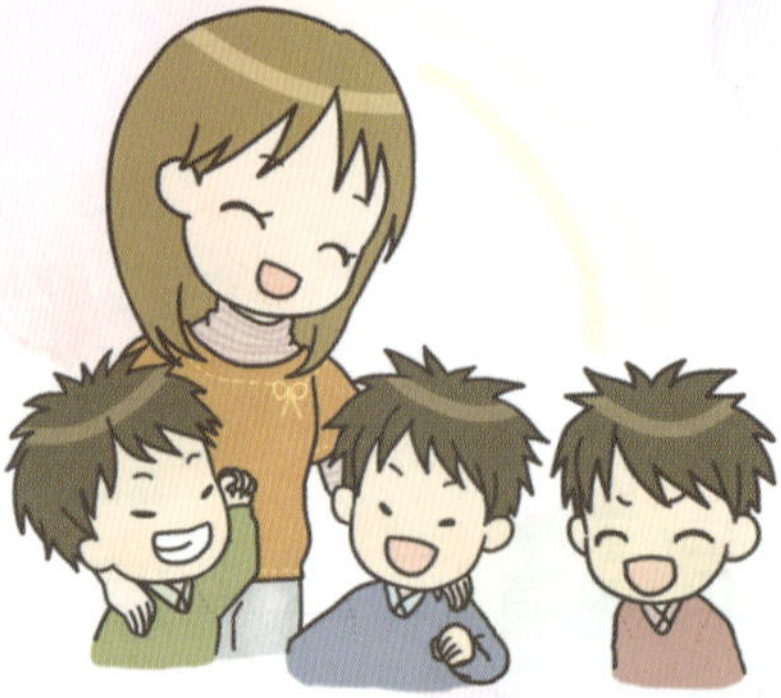

第3章

病気が治りやすい子どもの親の共通点

「素直さ」「明るさ」「信じる心」を大切に

第4章

「からだコトバ」を聴くために必要なこと

「からだコトバ」をきっかけに、子育て上手に

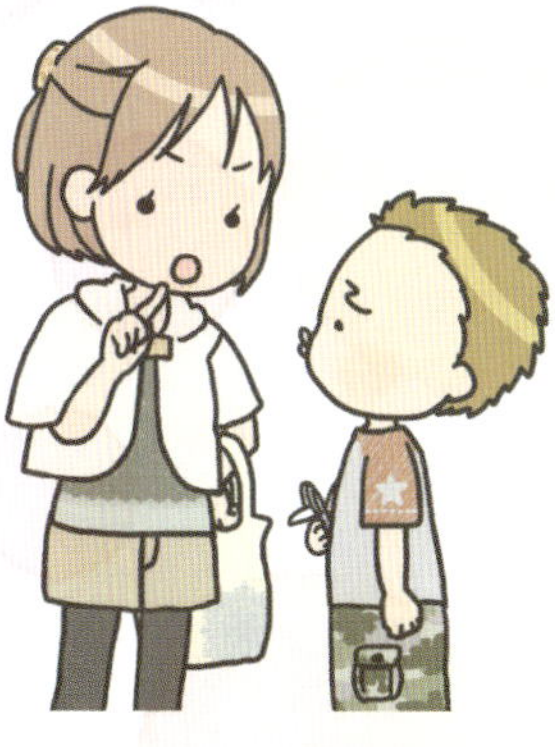

第5章

「からだコトバ」に応える「魔法の言葉」

小児科医のとっておきの「魔法の言葉」を、あなたの口ぐせに！

子どもの「心の声」を
ちゃんと受け止めていますか？

第1章

子どもの「からだコトバ」とは

1 子どももストレスで病気になる!?

現代のようなストレス社会においては、心のコントロールが難しく、精神的な疲労《ひろう》、恐怖心《きょうふしん》、取《と》り越《こ》し苦労、不安などの圧迫《あっぱく》を受けて病気になることが珍《めずら》しくありません。心と体はお互いに影響《えいきょう》し合っていると言えるでしょう。

心が病めば、肉体も病気になります。ガンも精神的なストレスが原因だと言われています。また、肉体が病気になると、心も病んできます。交通事故にあって入院が長期になると、不平不満や小言が多く

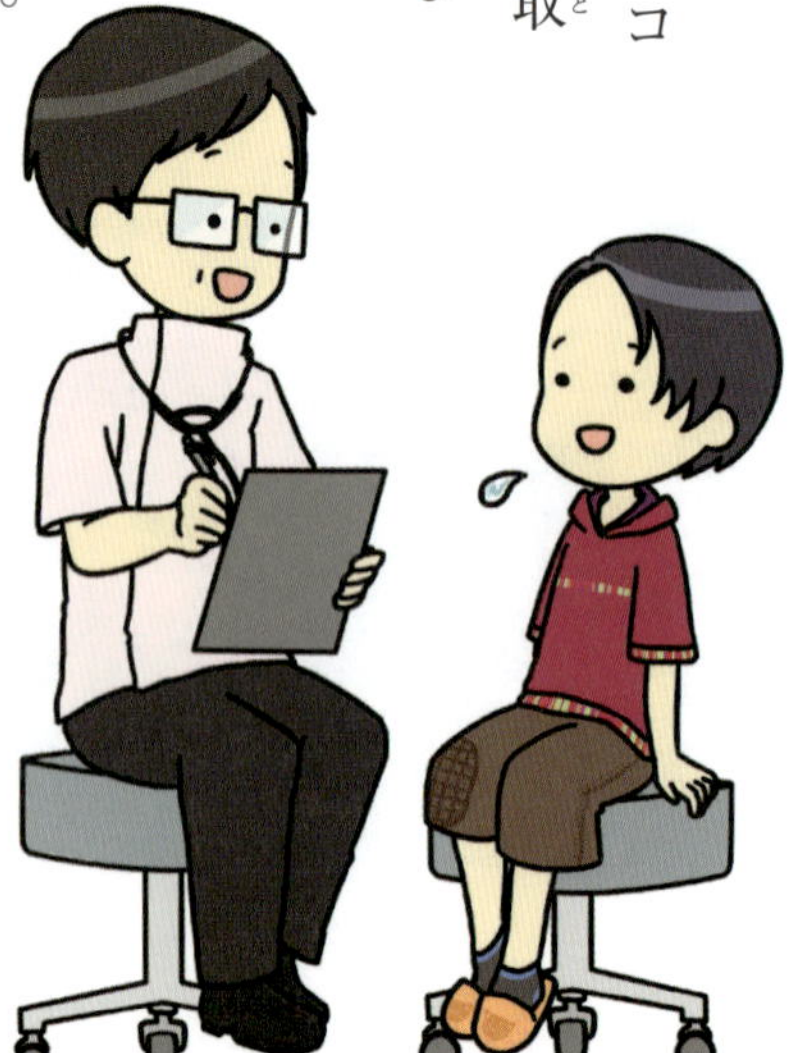

なり、他人に対して厳しい言葉を吐《は》いたり、八つ当たりをするようになります。その結果、周囲との不調和が起きてくるのです。大人の場合は、このような事例はよく見かけますし、自分で思い当たる方もいらっしゃるかもしれません。

私は小児科医として、これまで約35年間、たくさんのお子さんやそのご家族と接してきました。

医療《いりょう》の現場で観察してきて言えるのは、子どもにも、大人と同様に「心と体は互いに影響を及ぼし合っている」ということです。

「子どもがストレスで病気になるなんて考えられない」と思っている方が多いようですが、実は、子どもの心はデリケートなので、ストレスを受けやすく、そのせいで体に異常が出やすいのです。

しかも、子どもの場合は、両親の影響を受けやすく、親の苦しみ、悲しみ、怒《いか》りを子どもが親に代わって、病気などの「体の異常」で表現することがあります。

つまり、「意思を相手に伝えることができない子どもは、心に葛藤《かっとう》を持つと体でSOSを表現する」のです。それを私は、わかりやすく「からだコトバ」と名づけてみました。

腹痛や頭痛、しつこい咳《せき》などをくり返したり、夜尿症《やにょうしょう》、チック、アトピー性皮膚炎《ひふえん》や喘息《ぜんそく》も、心が起こした「からだコトバ」と考えたほうが、理解しやすい場合もあります。

こうした見解は、私だけではなく、学術的にも研究されています。例えば、精神科・心療《しんりょう》内科医で、ロンドン大学名誉《めいよ》上級研究員でもある千田要一《ちだよういち》先生のご著書には、心と体が関係し合っていることを精神神経免疫《めんえき》学的に解明している研究などが多数紹介《しょうかい》されています（『幸福感の強い人、弱い人——最新ポジティブ心理学の信念の科学』幸福の科学出版）。

心のストレスが「からだコトバ」として現れる

○子どもは心に葛藤《かっとう》を持つと、「心のSOS」を体で表現する。
＝「からだコトバ」

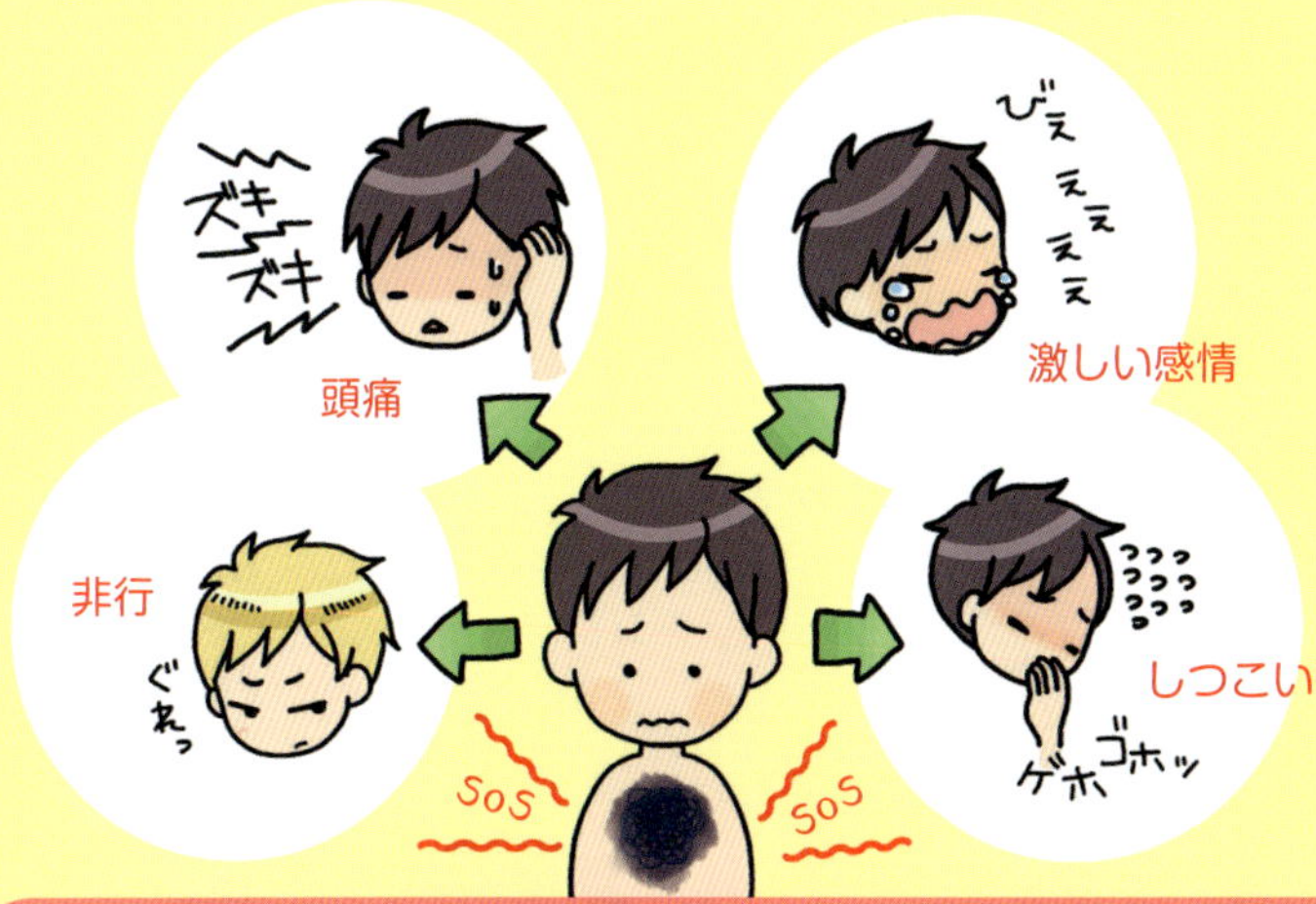

○子どもは親の影響を受けやすい。親のイライラで子どもの体に異常が出ることも……。

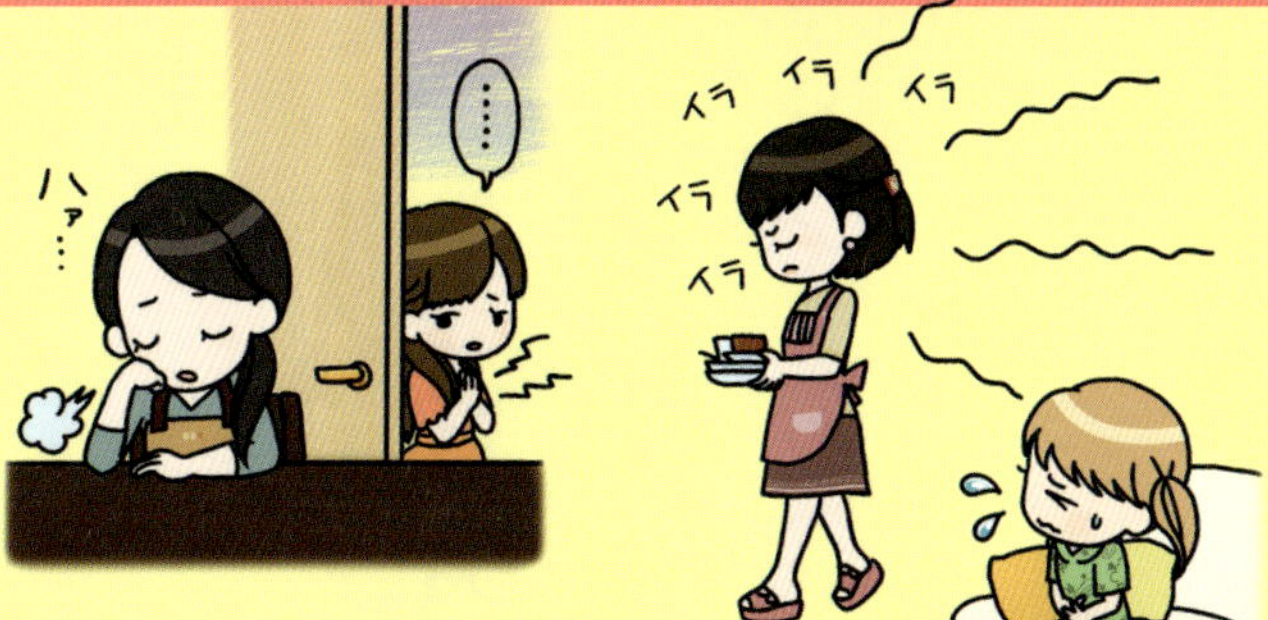

2 「からだコトバ」から「心の声」を聴《き》く

例えば、喘息《ぜんそく》と疑われた子どもが、アレルギーの原因とされる家のホコリを取り除いても、咳《せき》が止まらない場合があります。そうであるならば、咳の原因は他にあると考えられるわけです。ホコリは、根本原因ではなく、「咳が出る、出ない」に影響《えいきょう》する条件でしかないのです。

では、子どもの長引く咳の本当の原因は何でしょうか？　私は、親の関わり方や、親の心が子どもに及ぼす影響ではないかと思います。子どもにストレスをぶつけたり、厳格《げんかく》すぎると、子どもの自由な心は反乱を起こすのではないか

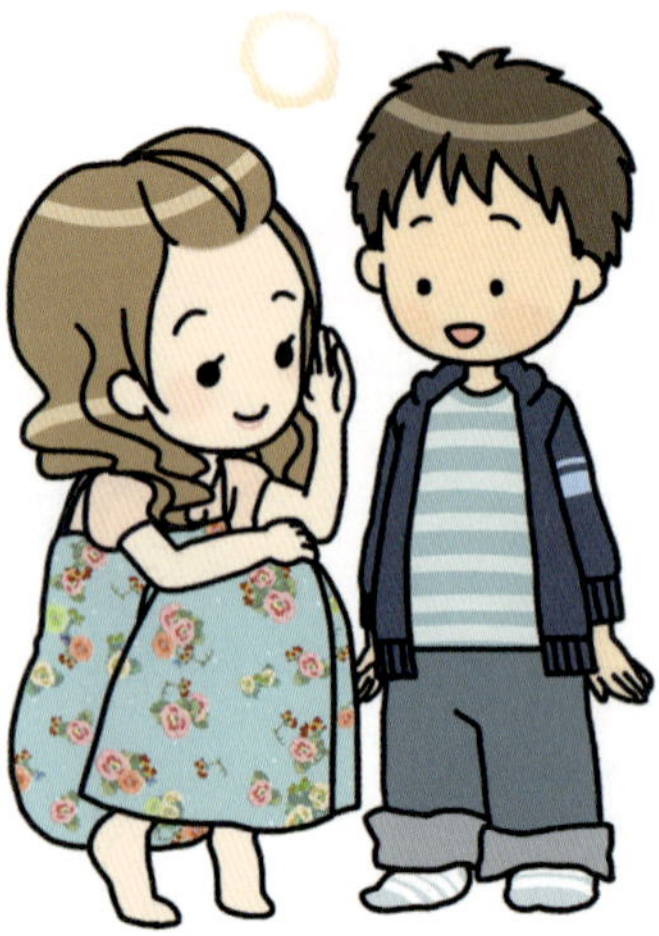

と考えているからです。

決定的な証拠とは言えないかもしれませんが、「からだコトバ」を出す子どもは、病院に来ると元気になることがよくあるのです。なぜだと思いますか？ 子どもを連れて病院に行くときのお母さんは、いつもより優《やさ》しく心配してくれるので、子どもはうれしくて仕方がないからなのではないでしょうか。

お母さんがいつもより優しい言葉をかけてくれる。お母さんがいつもより長く一緒《いっしょ》にいてくれる。自分だけを見ていてくれる。そんな、ほんのちょっとしたお母さんの思いや行いが、子どもによい影響を与えるのではないでしょうか。そして、子どもの心が立ち直った結果、体の症状《しょうじょう》も良くなってくるのではないでしょうか。

「子どもは愛を食べている」とよく言われますが、まさにそのとおりだと実感しています。

子どもは、お母さんやお父さんの愛を敏感《びんかん》に感じ取り、それを心の成長の糧《かて》にしているのです。

子どもは、まだ言語能力が十分に発達していないので、自分の気持ちを言葉でうまく表現することができません。辛《つら》くても苦しくても、それを言葉で表すことができない……そんな「心のSOS」を体で現すしかない子どもたちに対する処方箋《しょほうせん》は、親たちが、子どもの「からだコトバ」を、自分の問題として捉《とら》えることにほかなりません。親が、「自分のどこが子どもにマイナスの影響を与えているのだろうか」と、自分の心のなかを点検し始めたときから、具体的な処方は始まるのです。

それでは、子どもの「からだコトバ」の具体的な事例を紹介《しょうかい》していきましょう。

「からだコトバ」から子どもの気持ちを察しよう

○お母さんがいつもより優しく心配してくれるだけで、子どもの症状が回復することがある。

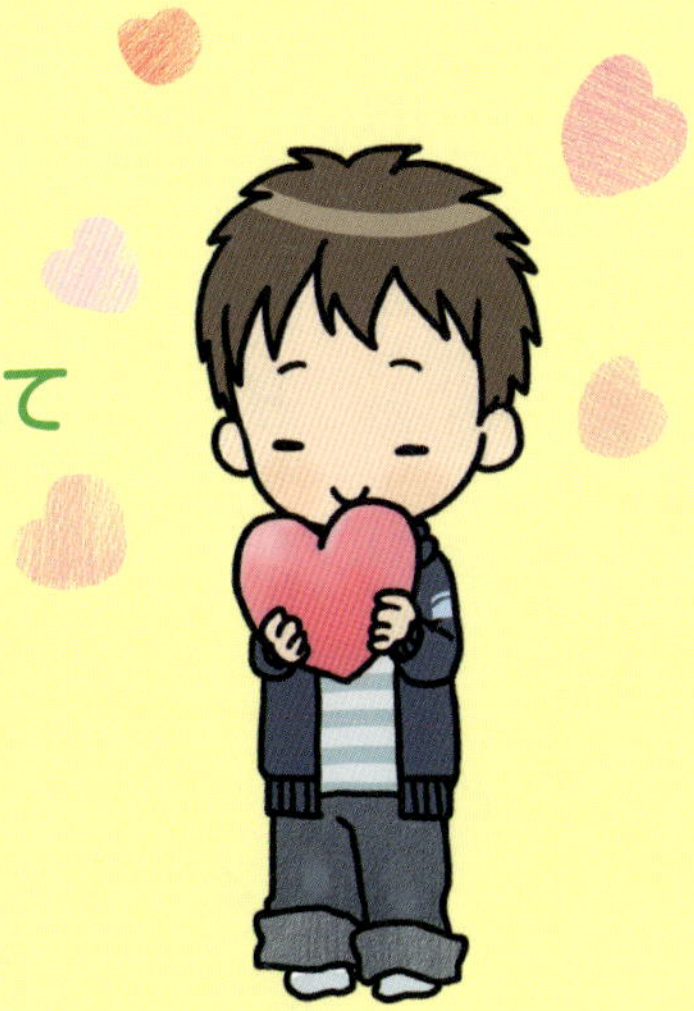

子どもは**愛**を食べて
成長している

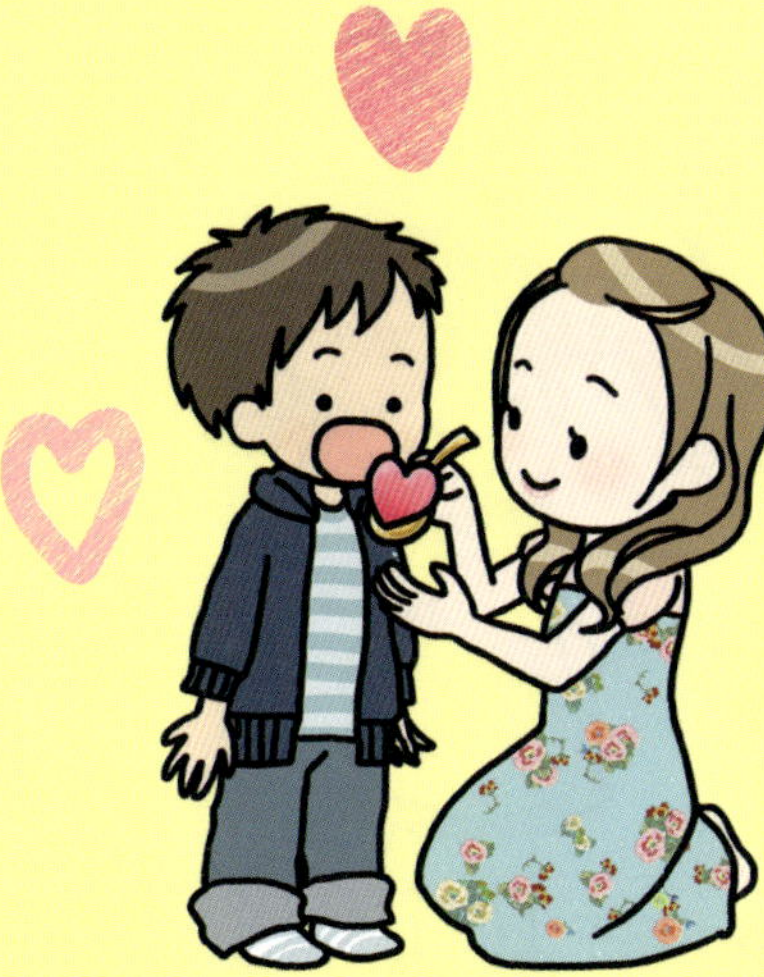

子どもにどんな
影響を与えているか
自分自身を
点検してみよう

3 「からだコトバ」① 成長を止めてしまった女の子

皆さんは親の愛情が子どもに届かないと、身長が止まるなんて信じられるでしょうか？

私も知識としては知っていたのですが、医者になって間もないときに、そんな子どもと出会い、驚《おどろ》きました。そして、親の愛が再び流れ始めると、子どもの身長が伸びていく奇跡《きせき》を目の当《ま》たり《あ》に見て、愛の力はなんと偉大《いだい》なのだろうと感動したことを思い出します。

その女の子は、2歳から4歳までの2年間、まったく身長が伸《の》びなくなった

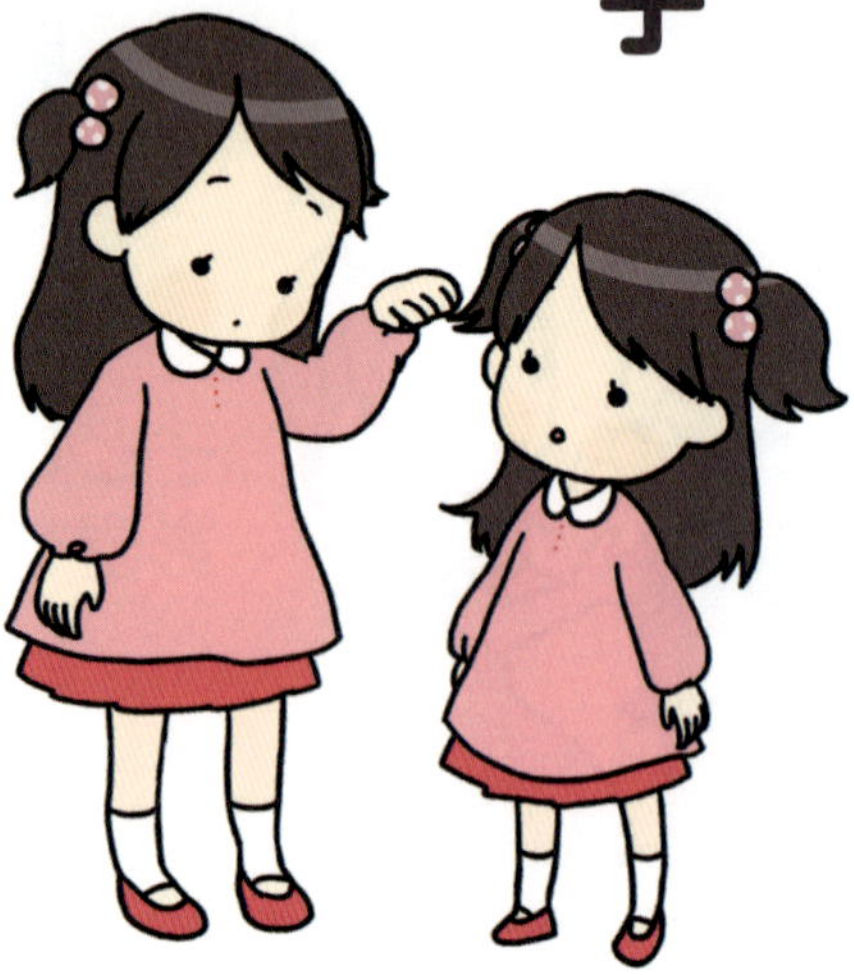

というので病院に来ました。診察《しんさつ》中は、無表情でした。親によると、家では、いつまでもごはんを食べ続けたり、冷凍《れいとう》食品を解凍《かいとう》せずにそのまま食べる異常な行動も見受けられるということでした。検査してもまったく異常はありませんでしたが、いったん入院することになりました。

成長が止まった原因は何だったのでしょうか。この女の子は、3人きょうだいの真ん中で、同居しているおじいちゃんとおばあちゃんの関心は長女に集中し、両親は、生まれて間もない弟に手をかけがち。弟が生まれてから少しして、身長が止まったこともわかってきました。

入院してから、お母さんが毎日同じベッドで子どもと一緒《いっしょ》に寝《ね》るようになると、やがて子どもの表情は日毎《ひごと》に明るくなり、とてもうれしそうにはしゃぐようになりました。入院をきっかけにぐんぐん身長が伸びていきました。

入院前、低身長の原因はホルモンの異常だと思っていた両親は、入院後の経過などを通じて「実はこの子は長い間寂《さび》しかったのだ」と初めて気づきました。

そして、原因が自分たちにあったのだということも。

退院するときに、お父さんが、目にいっぱい涙《なみだ》をためて私に言うのです。

「入院する前のこの子の爪《つめ》は、紙のように柔《やわ》らかくて切るのが怖《こわ》かった。それが今日爪を切ったとき、パチンと音がするほど爪が固くなっていたんです。そのとき、この子は絶対にもっと背が伸びるとわかったんです」

お父さんは、爪が切れるときの健康な音に娘の生きる力を見出し、素晴らしく成長した将来の姿を確信できたのです。

親の愛が再び子どもに流れ始めたわけです。母親は子どもと添《そ》い寝《ね》をすることで、子どもに愛していることを伝え、父親は子どもの爪を切るときに、わが子が愛のなかで再び成長していくのを感じ取ったのだと、私は思いました。私も新米パパになった頃だったので、子どもにとって親の愛がどれほど大切なのかをこの家族から学ばせていただき、大変感謝しています。

さて、4歳のとき、2歳児くらいの背の高さだった彼女が、大人になったときに、どれくらいまで成長したと思いますか？　彼女は母親と同じくらいの背《せ》丈《たけ》になったのです。

子どもの「からだコトバ」は薬では治りません。「からだコトバ」について話すと、親は必ずと言っていいほど、「これから子どもにどう接していけばいいのですか？」と尋《たず》ねます。私は「大人たちが子どもに対する見方を変えるだけでだいじょうぶですよ」と伝えることにしています。

「そんなことでだいじょうぶですか？」と心配する両親と一緒に、本当の原因について振《ふ》り返《かえ》ります。親が本当の原因に気づくことから始まると信じているからです。

子どもは、親や周りの人から与えられる「愛」を食べて成長しています。この「愛」は、子どもの心の成長を促《うなが》すばかりか、体の成長にも関係しているようです。

ここでいう「愛」は、「子どもが持つ本来の力を信じること」と言ってもいいでしょう。子どもを心配することが「愛」だと勘違《かんちが》いしている方は多いかもしれません。けれども、不安ばかりを口にしていては、子どもは本来持っている力を発揮できないのです。子どもの生きる力を確信し、素晴らしい未来を信じる心を持ったとき、親の愛は子どもに奇跡を与えるのだと私は信じています。

親の気づきは子どもによい影響を与える

○子どもの心と体の健全な成長に、親の愛は深くかかわっている。

子どもの「生きる力」を信じてみよう

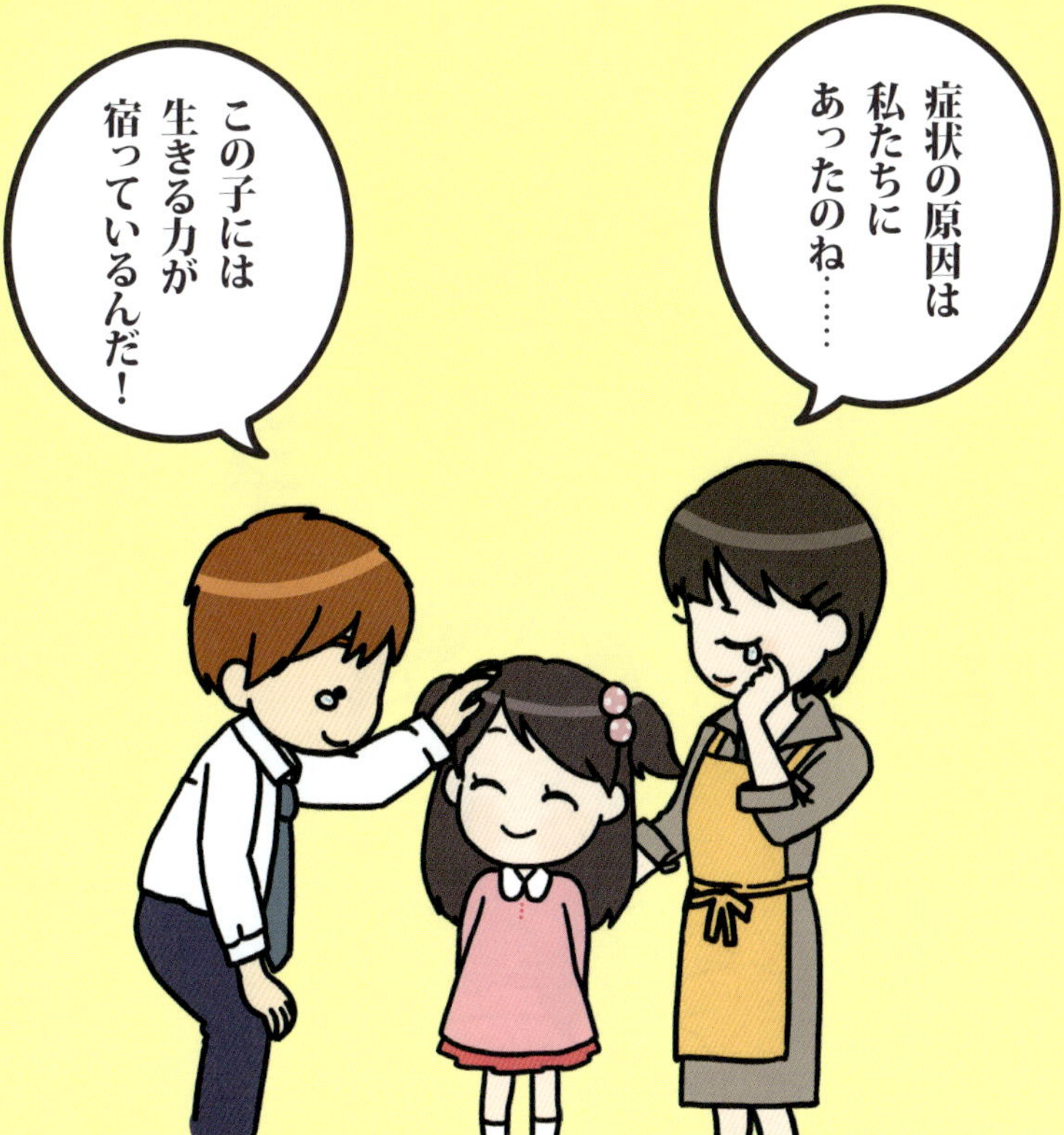
症状の原因は私たちにあったのね……
この子には生きる力が宿っているんだ！

4 「からだコトバ」②
両足が動かなくなった女の子

私が医者になって初めて受け持った子どもの話です。このときは気づきませんでしたが、今から思えば「からだコトバ」を訴《うった》えていたのだと思います。小学1年生の女の子が、マラソン大会の日の朝に、突然《とつぜん》両足が動かなくなってしまったのです。その日は学校を休んで、家でおとなしくしていると、両足も動くようになり、お母さんも安心しました。

夕方、お友だちがマラソン大会の延期を伝えに来ると、両足は再び動かなく

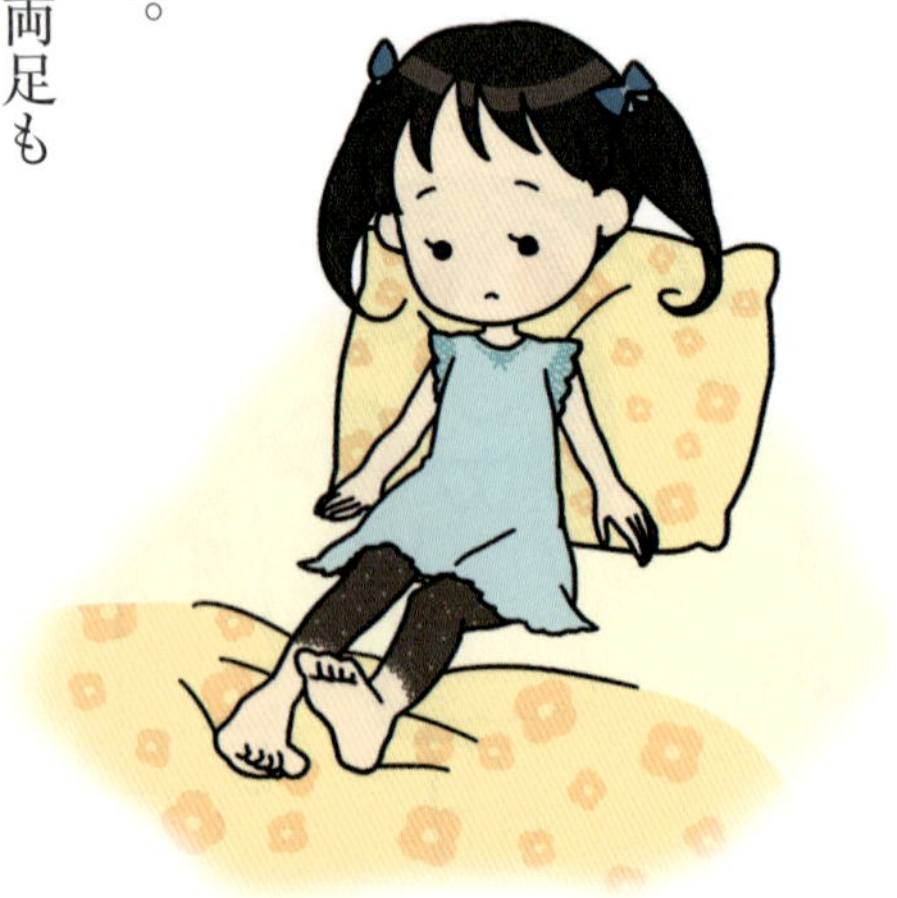

なりました。入院して検査をすることになりましたが、異常は見つかりません。しかし、足が痛いと泣《な》き叫《さけ》ぶときの涙《なみだ》は、嘘《うそ》でないことを物語っていました。数日後、他に異常はないものの痛みがまだあったので、私は、「痛みが続くようなら、マラソン大会に出なくていいよ」と伝え、いったん自宅に戻《もど》ってもらいました。その日の夜に、母親から電話がかかってきました。

「先生、あの子がベッドの上で飛んだり跳《は》ねたりしているんですよ」

彼女の症状《しょうじょう》は、マラソン大会をきっかけに出てきましたが、その奥にはもっと根深い原因が潜《ひそ》んでいることがわかりました。

3歳の弟が喘息《ぜんそく》を持っており、何度となく病院へ通い、入退院をくり返していたのです。弟が、お父さんやお母さんの愛を独占《どくせん》しているように見え、彼女は弟に嫉妬《しっと》していたのでしょう。弟が病院へ行くたびに、「自分も病気になったらいいなあ……」と思っていたのではないでしょうか。そして病気にあこがれるようになり、「からだコトバ」へと発展したのだと思います。病気になると、体温を計ってくれたり、「今日は何が食べたいの」と聞いてくれたり、いろいろと世話をしてくれたりして、弟以上に自分を大事にしてくれるということが起きてきます。そうなると、病気をやめられなくなってくるのです。

子どもたちは、いっぱいアンテナを立てて、お父さんやお母さんの言葉や接し方から「自分が愛されているか、いないか」を感じ取ります。お子さんを何人か育てている方ならば経験があると思いますが、手をかけなくてもいい子と、手がかかる子がいます。親としては子どもを分《わ》け隔《へだ》てなく愛していると思っています。ところが、子どもたちは、結構《けっこう》厳しい目で評価していることを知らなくてはなりません。これは、親から見て、「愛情の量が等しいかどうか」ということではなく、あくまでも、その子がどう感じるか、その子どもにとって愛情の量が適切かどうかが大切なのではないかと思います。

「病気になりたいなあ……」と思う子どもがいる

◯きょうだいと自分、どちらが愛されているか、子どもは敏感に感じ取り、愛されようとする。

愛情不足になっていたら
その子にかける愛情を増やしてみよう

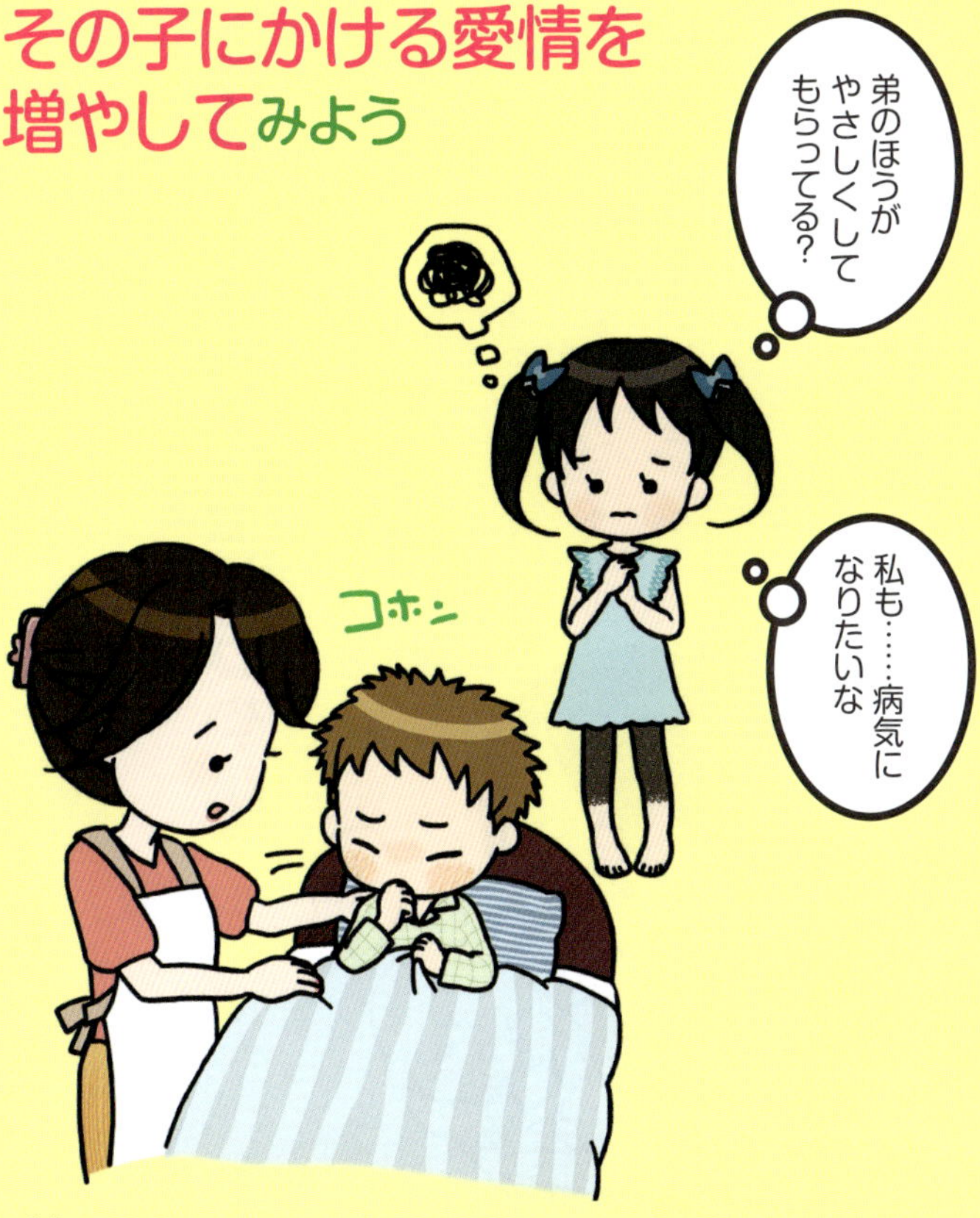

弟のほうがやさしくしてもらってる？
私も……病気になりたいな
コホン

5 「からだコトバ」③
目を合わせてくれなくなった赤ちゃん

赤ちゃんだってストレスがたまれば、「心の声」を「からだコトバ」にして、母親にメッセージを送ってきます。

小児科医であり精神科医でもある渡辺久子先生のご著書『母子臨床《りんしょう》と世代間伝達』（金剛出版）のなかに、とても興味ある親子が紹介《しょうかい》されていました。

「うちの子が私の目を見てくれません。わざとそらします」

ある日、深刻《しんこく》な表情で母親が病院にやってきました。赤ちゃんは3カ月です。

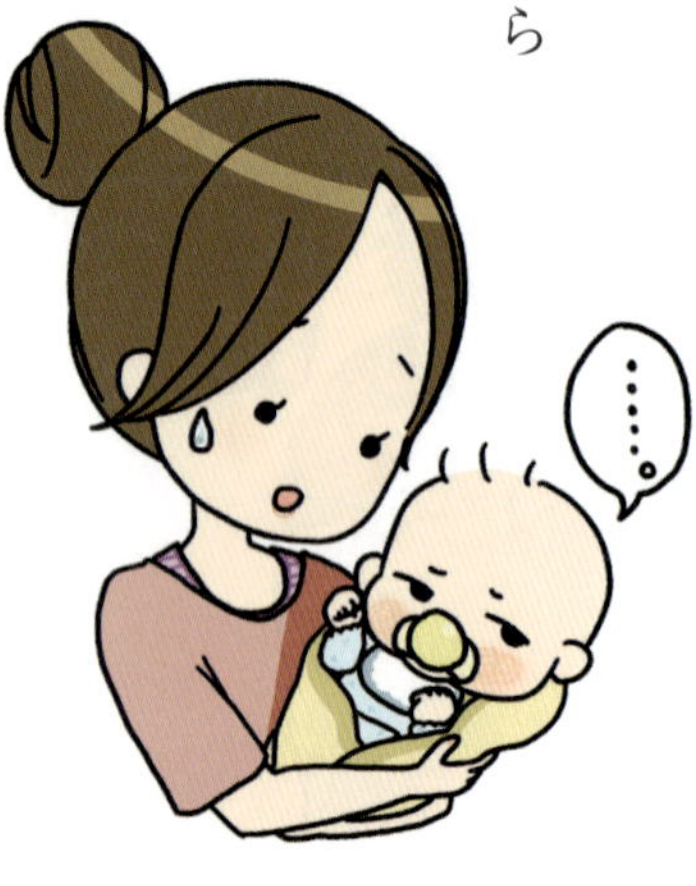

むずかり泣くことが増えてきたので、心配になって姑《しゅうとめ》に聞くと、「もう母乳じゃ足りないいんじゃないの。もうそろそろミルクにきりかえたら」と言われました。その頃、便秘もあったので、小児科医の先生に相談すると、「何を飲ませていますか？　ああ母乳ですか、母乳ね」。その言葉が気になり、姑に報告すると、「あなたが便秘がちだから、あなたの母乳を飲むと便秘になるんじゃないの。いいかげんもうやめなさい」と叱《しか》られました。

周りからここまで言われて、母親は母乳をやめる決意をします。まる4日間、泣いても何をしても母乳をあげずに頑張りました。赤ちゃんも必死になって抵《てい》抗《こう》し、半狂乱《きょうらん》になって、首を左右にふって乳首を探っては、ぎゃーっと泣きわめきました。そして、ついにあきらめて哺乳《ほにゅう》ビンのミルクをぐいぐい飲んだのです。ほっとした穏《おだ》やかな顔になり、すっかり泣かなくなったので、母親はやれやれ。そのときです。

「おや、私の目を避《さ》ける。まさか、そんな馬鹿な」

小児科医で乳幼児精神保健のパイオニアであるウィニコット博士は、赤ちゃんがおっぱいを吸うとき、じっと母親の顔を見つめる光景について次のように述べています。

「赤ちゃんが母親を見つめるとき、赤ちゃんは2つのものを見ている。1つは母親の瞳《ひとみ》、そしてもう1つは自分を見つめている母親である」

つまり、先ほどの例では、母乳を取り上げられた生後3カ月の赤ちゃんが、安心できるふれあいを求めて、「母親の目を避ける」という無言の抗議《こうぎ》をしているとは思いませんか。

ずいぶん先の話になりますが、思春期になって拒食症《きょしょくしょう》を訴《うった》えて相談に来る子どもたちは、乳幼児期に授乳や食事をめぐり、不安で緊張《きんちょう》する体験をしていることが多いのです。授乳や食事の大切さをうかがい知ることができます。

授乳や食事は安心できるふれあいの場

○思春期の拒食症は、乳幼児期の授乳や食事に問題があることが多い。

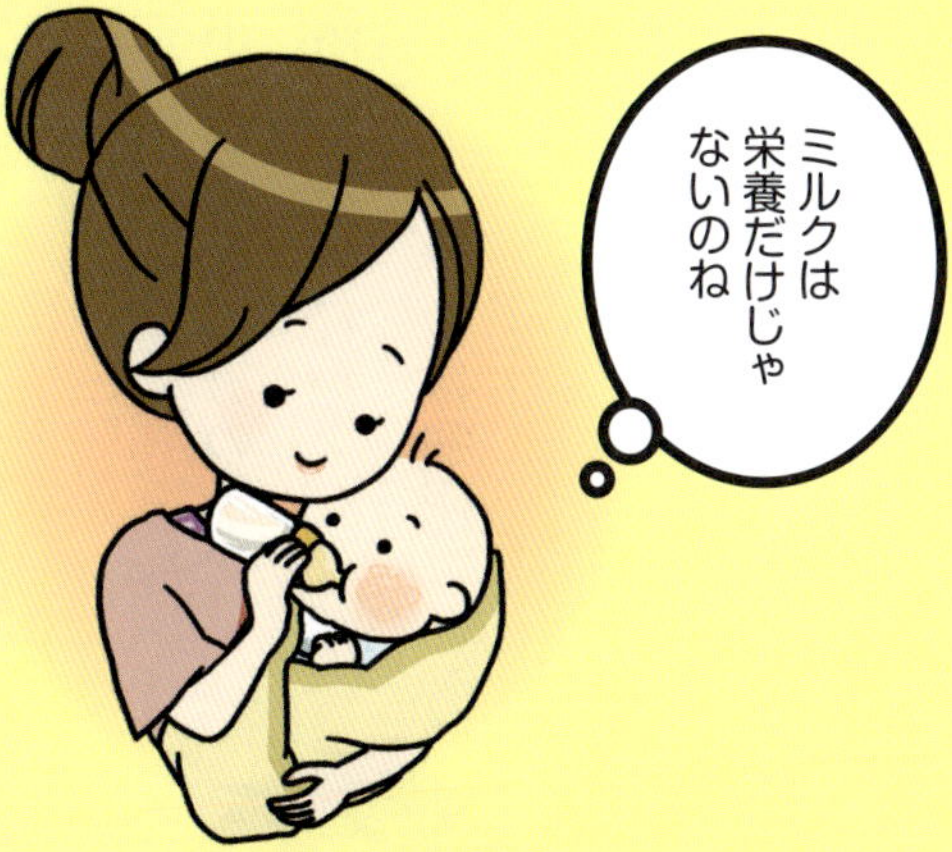

「自分は愛されているんだ」と感じられる食卓にしよう

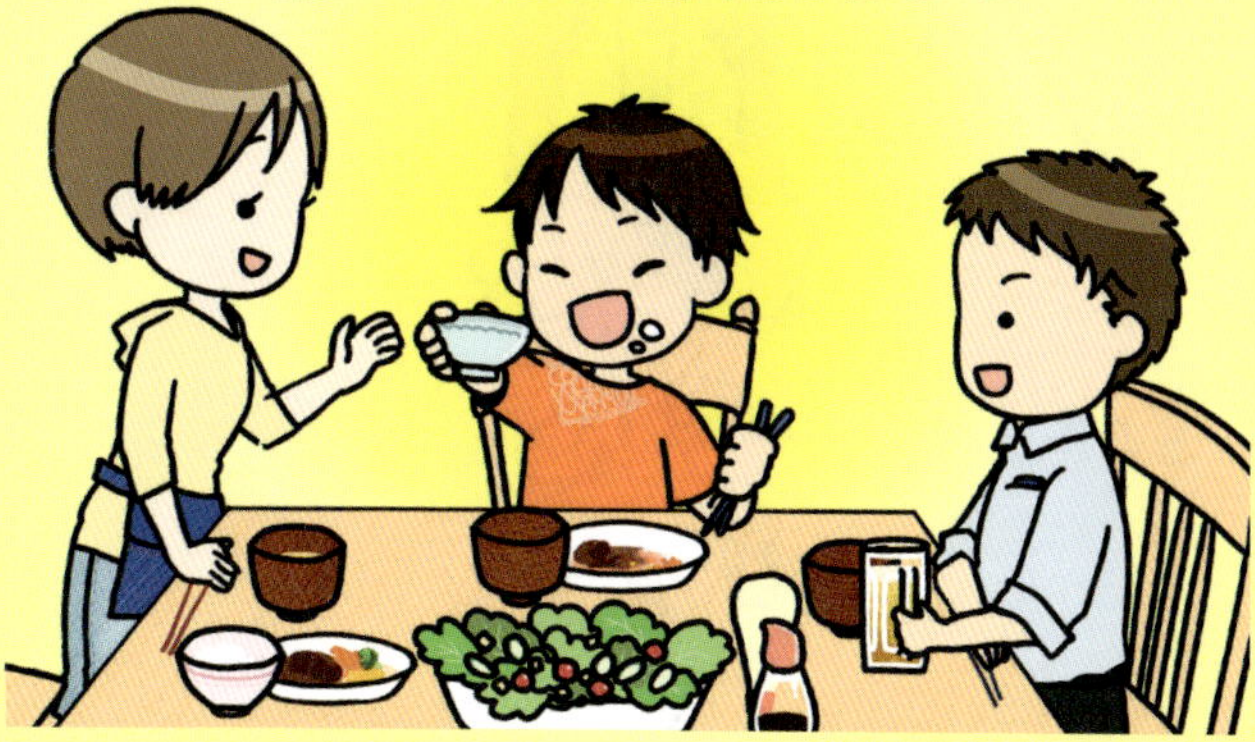

6 「からだコトバ」④ 学校に行かなくなった男の子

母親に連れられて小学2年生の男の子が受診《じゅしん》に来ました。突然《とつぜん》、学校に行かなくなったというのです。しかし、彼は病院に来ているというのに、とてもうれしそうです。

「この違和感《いわかん》はなんだろう……」

不登校の子どもが初めて病院を受診するときは、なぜ病院に連れてこられたのか納得がいかず、反抗《はんこう》的な態度を取るか、周囲に対して無関心な態度を取るものです。

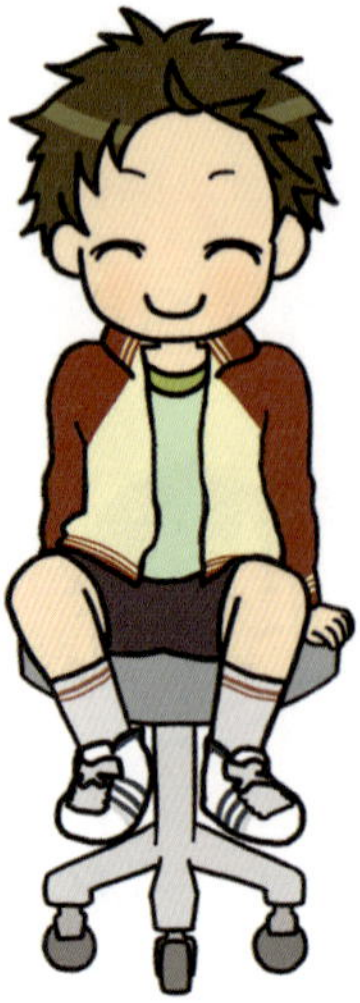

母親は不登校の原因は学校にあると考えたのですが、担任の先生からは「まったく考えられない」ということでした。「家庭にも原因はないはず」と、母親は頭を抱《かか》えていました。不登校の子どもは、睡眠《すいみん》障害や頭痛を訴《うった》えることが多いのですが、この子の場合、身体的な症状《しょうじょう》はまったくなく、家にいるのを楽しんでいるかのようにニコニコして、家族ともいつものように話しています。

母親にいつから学校に行かなくなったのかを尋《たず》ねると、4月の始業式からだと言います。

「ひょっとしたら……」

東日本大震災《しんさい》が起こった1カ月後から、彼は不登校になっていました。「お宅《たく》ではテレビで大津波のシーンをみんなで見ましたか」と問うと、「夕食の時間に何度も見ましたよ。あの頃は毎日報道していましたから」。

この子は震災の被害があった地域には行ったこともなく、その地域に親戚《しんせき》が住んでいるわけでもありません。テレビを見ただけで、怖《こわ》くなって学校に行けなくなるのでしょうか。彼と2人だけになって、気持ちを確かめることにしました。

「どうして、学校に行かないの?」

思いもかけない返事が返ってきました。

「学校に行っている間に津波が来るかもしれない。僕《ぼく》が家にいて、ママを守るんだ」

本当に驚《おどろ》きました。彼はお母さんを守るナイト(騎士《きし》)の役をしていたのか。だから、お母さんのそばにいるときは誇《ほこ》らしく振舞《ふるま》っていたのだろう。母親に彼の言葉を伝えると、涙《なみだ》ぐんで息子に言いました。

「ありがとう。お母さんはだいじょうぶ。だから、安心して学校へ行ってね」

幼き息子の母を守ろうとする姿に、わが子の成長を垣間《かいま》見た母でした。

こんな「からだコトバ」だったら、ほほえましいですね。

不登校の原因はさまざま……親が驚くような“原因”もある

不登校の原因が家庭にないか
じっくり考えてみよう

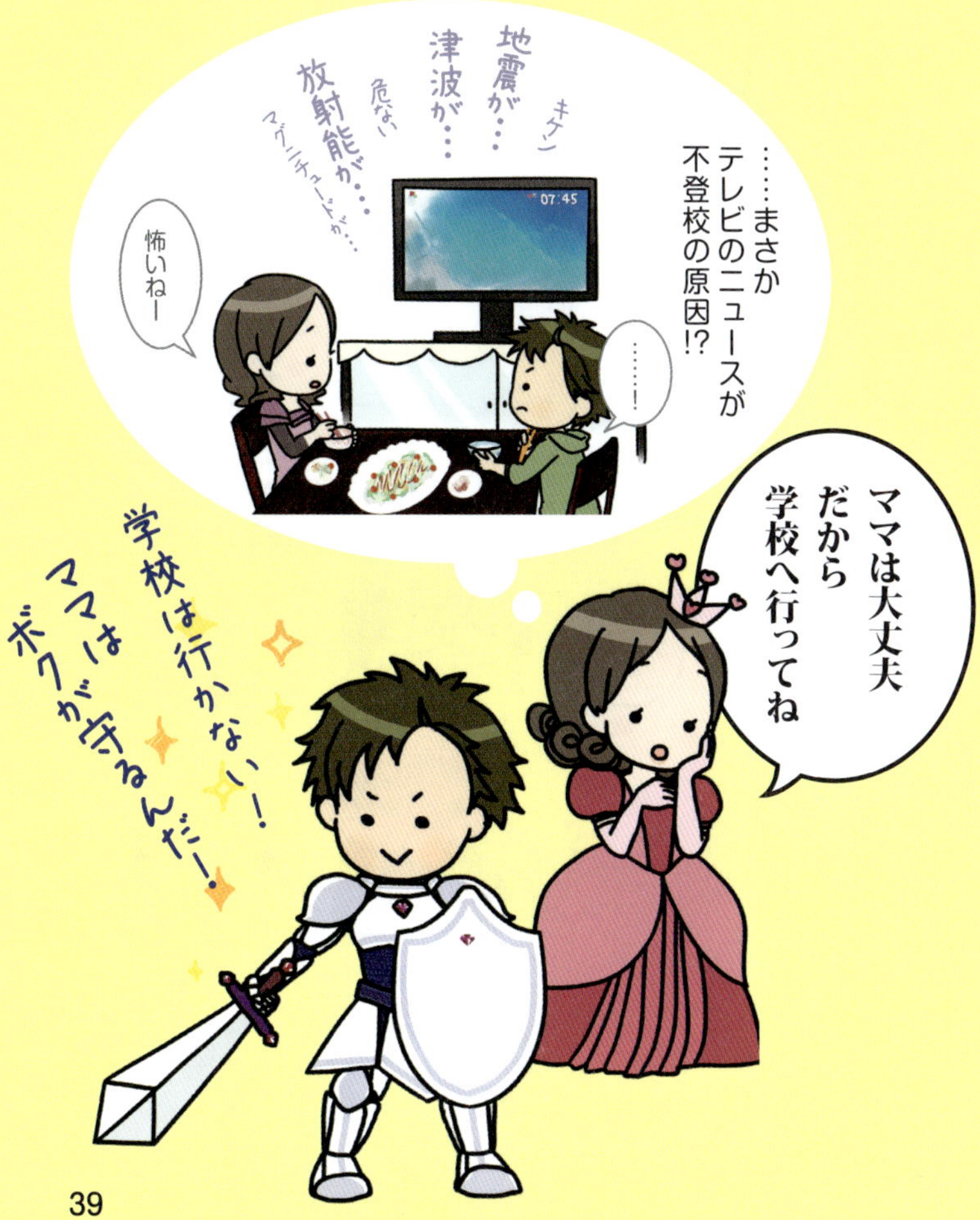
……まさか
テレビのニュースが
不登校の原因!?
キケン
地震が・・・
津波が・・・
危ない
放射能が・・・
マグニチュードが・・・
07:45
怖いねー
……!
ママは大丈夫
だから
学校へ行ってね
学校は行かない!
ママは
ボクが守るんだー!

7「からだコトバ」⑤

「胃が痛い」と苦しむ男の子

私が「からだコトバ」について考え始めたのは、医者になって初めて地域の病院に勤めた35年前のときです。当時も小児科医不足の状況《じょうきょう》は今と変わらず、その病院でも小児科医は私1人でした。しかも、新米の医者なので、腹痛の子どもが救急で運ばれてくると、私まで胃が痛くなるありさまでした。次のエピソードは、とても感動的だったので紹介《しょうかい》します。

小学1年生の慎《しん》ちゃん（仮名）が入院してきました。「胃が痛い。胃が痛い」

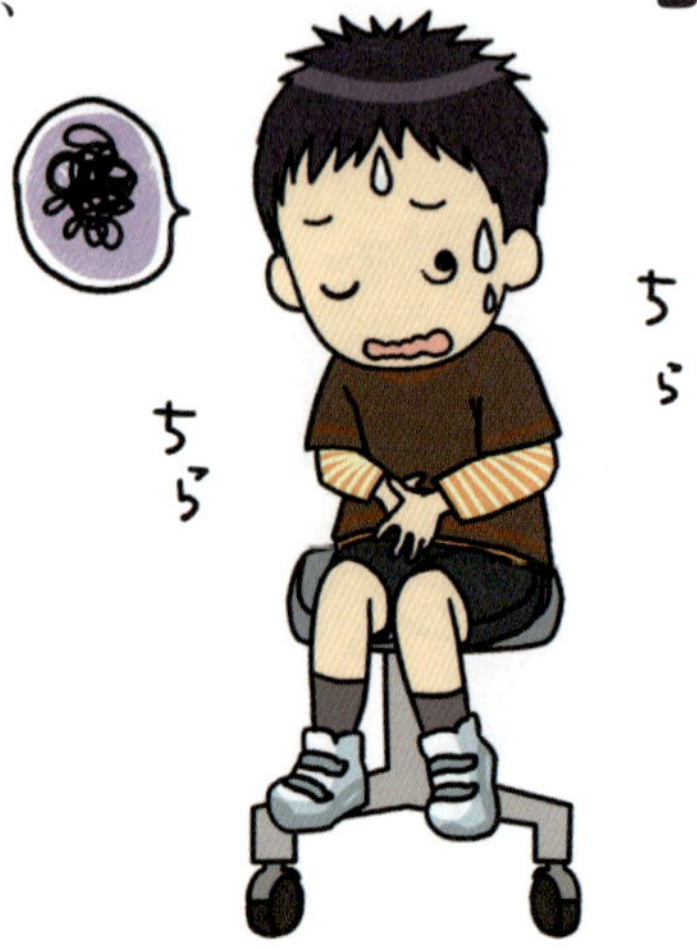

と訴《うった》える姿に、私は、大きな病気が隠《かく》されているのではないかと、まず疑いました。ところが、検査はすべて正常です。

慎ちゃんは眠《ねむ》っている時間以外は、「胃が痛い」と訴えるのです。私と並《なら》んで慎ちゃんが検査に行くとき、体を丸めて私の顔をチラチラ見ながら「胃が痛い」と言います。小学1年生だったら普通《ふつう》は、「おなかが痛い」と言うものですが、「胃が痛い」なんて大人びた言い方をするのが不自然に思えました。また、慎ちゃんの痛がり方があまりにもオーバーなので、ひょっとすると、原因は体の異常ではなく、心に問題があるのではないかと考えるようになりました。

そこで母親に「慎ちゃんが最近悩《なや》んだりすることや、あるいはストレスはありませんでしたか」と尋《たず》ねたのです。母親は激怒《げきど》して、「おなかに問題があるはずなのに、まだその原因がわからないのか」と私を責めました。母親は子どもにも医者にも厳しい人でした。

入院3日目、両親が病室から出たとき、閉めたはずのドアが少し開いていました。両親が何気なく部屋をのぞくと、今まで痛いと泣《な》き叫《さけ》んでいたわが子が背筋を伸《の》ばして食事をしているではありませんか。母親は一時でも痛みが取れたことを喜びました。ところが、父親は私の医局にやってきて、泣き始めたのです。「息子は嘘《うそ》をついている。そんな子どもに育てた自分が情けない」と自分を責めています。「慎ちゃんは嘘をついていません。心が苦しいと胃が痛くなるのです」と説明したのですが、納得しませんでした。新米の医者には、これ以上何もできなくて、翌日、両親と相談した結果、大きな病院の小児科を紹介することになりました。

診察《しんさつ》した先生は、入院の条件として治療《ちりょう》のためにあえて子どもだけを入院させ、両親の付《つ》き添《そ》いを断りました。両親は仕方なく同意し、入院が決定しました。

病室に案内されるまでの間に、3人は病院の食堂に行きました。わが子が痛みを訴えてからそばを離《はな》れなかった母親です。これから1人で入院するのかと思うと不憫《ふびん》になって、初めてわが子の前で泣き始めたのです。

そのときです。今まで「胃が痛い」と泣き続けていた子どもが、泣きやんでニコニコしながら言いました。

「お母さん、もう泣かなくていいよ。だって、僕《ぼく》もう痛くないもん」

このとき、両親は「息子の痛みは病院では治せない、私たちが治すのだ」と決心し、入院を取り消し、自宅に帰って行きました。それから3日後、3人が私に会いに来ました。「すっかり良くなりました」と、うれしい報告でした。

慎ちゃんの心の苦しみの原因は何だったのでしょうか？　これは、両親が病気を心と体の両方から見つめる余裕《よゆう》ができたとき、初めて解決の糸口が見えてくるものです。

慎ちゃんには、3歳の妹がいました。喘息《ぜんそく》があり、そのために、親が妹を連れて病院へ走ることが多かったのです。そんなとき、慎ちゃんは一人ぼっちになり、寂《さび》しかったのではないでしょうか。あるとき、「病気になったらいいな」と思うようになったのでしょう。きっかけはわかりませんが、おなかが痛くなったとき、両親が自分に対して優《やさ》しくしてくれるので、無意識に痛みが続いたのだと私は推測《すいそく》しました。そのことをお話しすると、今度は、両親もすっかり納得されていました。「寂しい思いをさせていたんですね」と言って帰りました。

それにしても、お母さんの涙《なみだ》の威力《いりょく》はすごいですね。子どもはその涙を見て、自分がお母さんからどんなに愛されているかを知り、すべての症状《しょうじょう》が消え去ったのです。親が自己変革《じこへんかく》したときに流す涙は、すべてを包み込む大きな愛の流れとなります。そして、「からだコトバ」は消えていくのです。

お母さん、お父さん、たまには本気で子どもの前で泣くのも、子育てに効果があるかもしれませんよ。

親が本気で向き合うと「からだコトバ」は消えていく

◎子どもへの接し方を変えるだけで、症状が消えることがある。

たまには
子どもの前で本気で泣いてみては？
愛情はきっと伝わる！

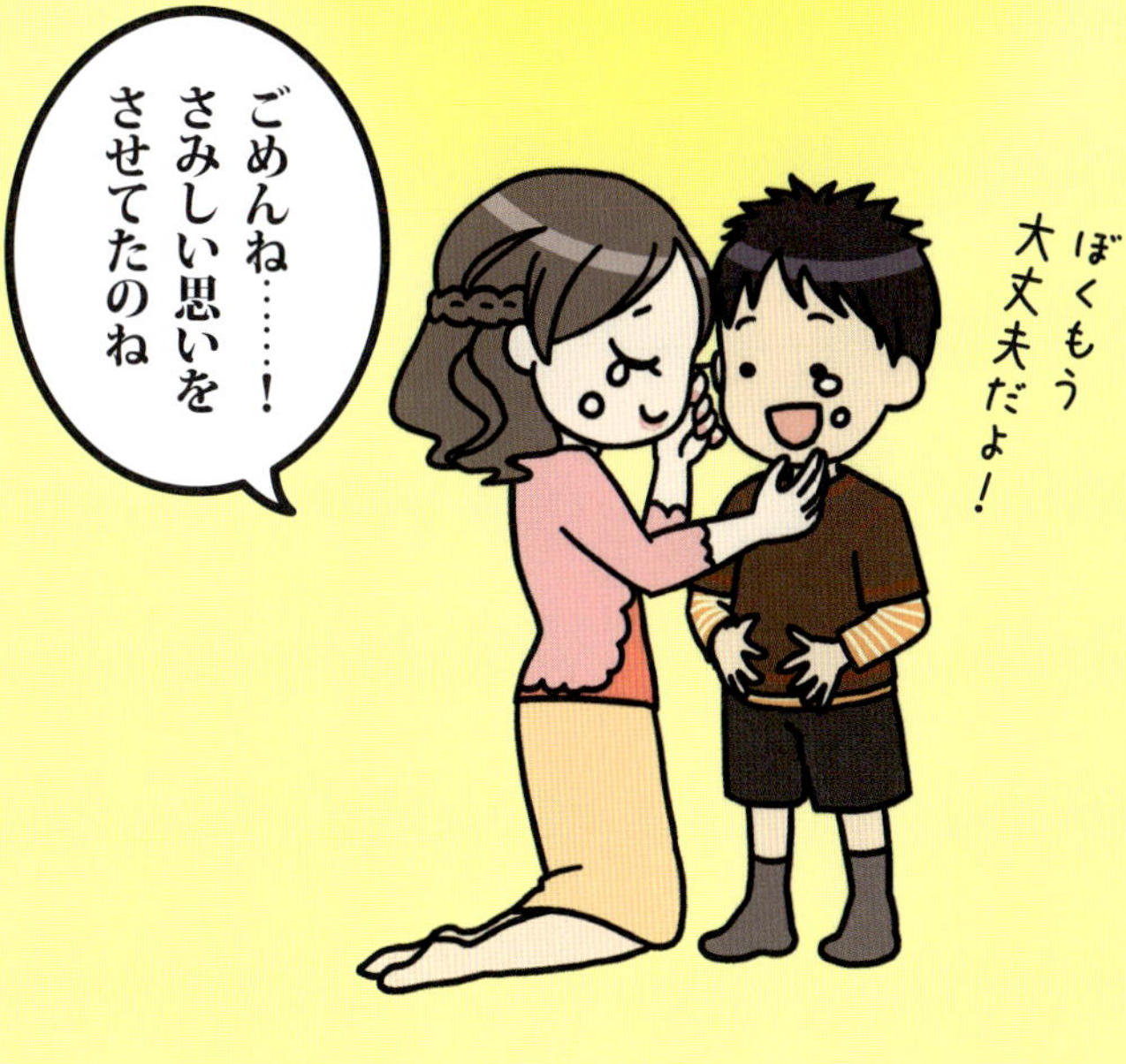

ごめんね……！
さみしい思いをさせてたのね
ぼくもう大丈夫だよ！

こんな口ぐせがありませんか?

第2章
病気や怪我をしやすい子どもの親の共通点

1 「からだコトバ」をキャッチできない親たち

病気は人生修行《しゅぎょう》の課題であると言えます。なぜなら、病気になって初めて、「当たり前だと思っていたことが当たり前ではなかったこと」「人は支えられ、生かされている存在であること」などに気がつき、本人の人格の向上に役立つからです。けれども、障害などの生まれつきで避《さ》けられないケースの場合は、本人の修行課題とは別に、周りの人に対する

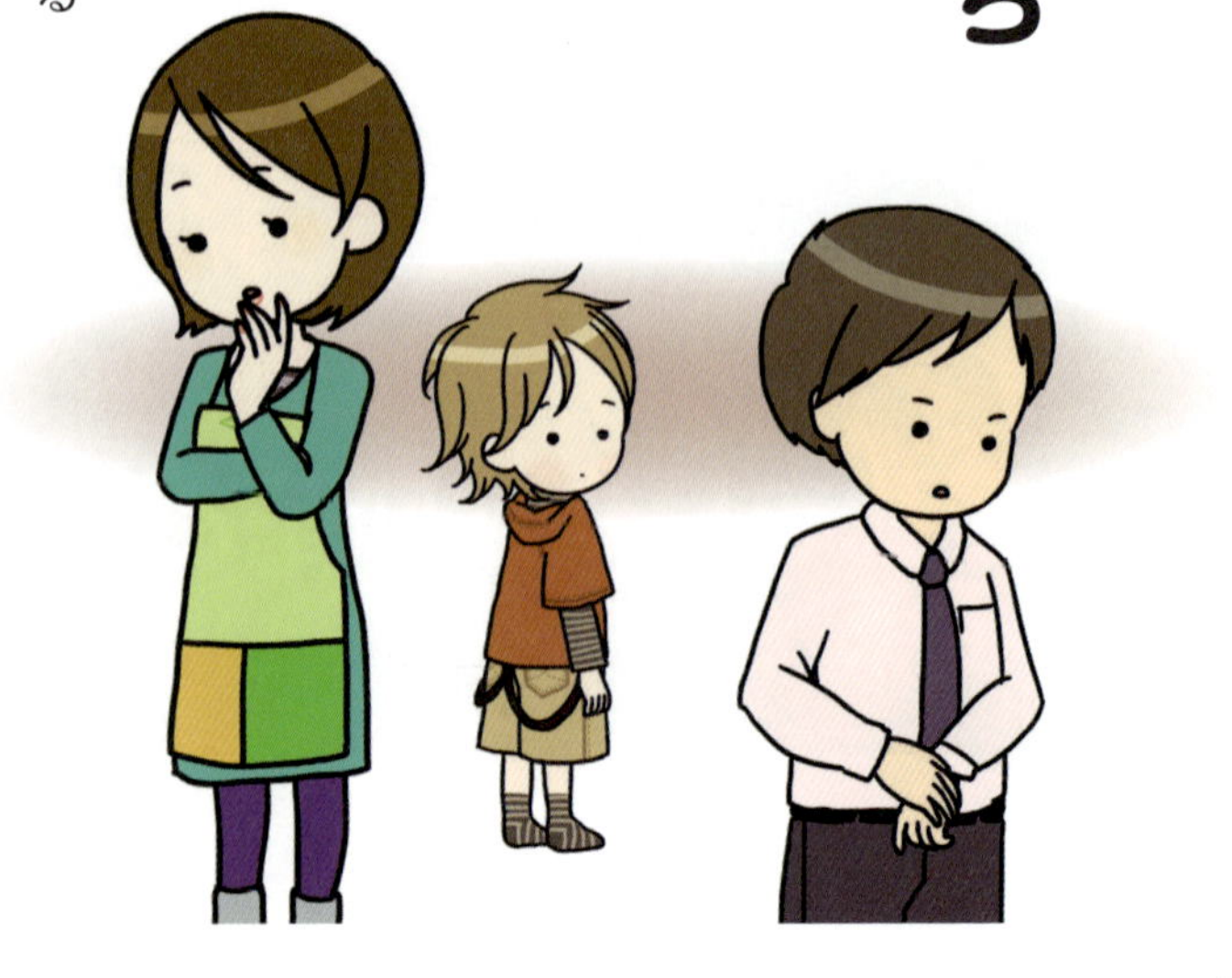

「先生役」「導き役」となってくれているとしか思えないことが多々あります。なので、お子さんが障害を持っていたり、運命としか思えないような大病にかかってしまった場合は、どうかそれと向き合ってください。神様は、背負うことのできない荷物は与えないといいます。重い荷物を持って歩んでいく先に、神様からの素晴らしい贈《おく》り物《もの》が待っているに違《ちが》いありません。

この本で扱《あつか》っているのは、そうした特別なケースではなく、心がけ次第で避けられる病気や怪我《けが》についてです。

何度もくり返し病気をしたり、怪我が治ったと思ったら、すぐにまた別のところを怪我するお子さんがいます。そんな多くの親子と接してきて、わかったことは、そういうお子さんの親には、ある共通点が見られるのです。

その共通点を一言で言うとするならば、「子どもの『からだコトバ』をうまくキャッチできない親」だと言ってもいいでしょう。

そういう親御《おやご》さんは、診察《しんさつ》のとき、私に「印象的な言葉」を残していくことが多いのです。残念なことに、この「印象的な言葉」は、決して明るい言葉ではなく、人を嫌《きら》う言葉であったり、不信の言葉であったり、聞いてると、こちらの気持ちがずっしりと重くなるようなマイナスの言葉なのです。

日常生活のなかで、そんな言葉が、もし、口をついて出ているようだったら、気をつけましょう。毎日、「気をつけよう」と思うだけで、言葉は少しずつ調整できるようになっていきます。

言葉を明るくしていくと、明るい気持ちになれます。この明るい言葉、明るい気持ちが、お子さんの健康を守っていくのだと考えてみてはいかがでしょうか。

この章では、子どもの「からだコトバ」をキャッチできないタイプの親御さんの事例を、「印象的な言葉」とともに紹介《しょうかい》していきましょう。

親が「日常使っている言葉」が子どもに大きな影響を及ぼしている

○「気をつけよう」と思っていれば、言葉は調整できるようになる。

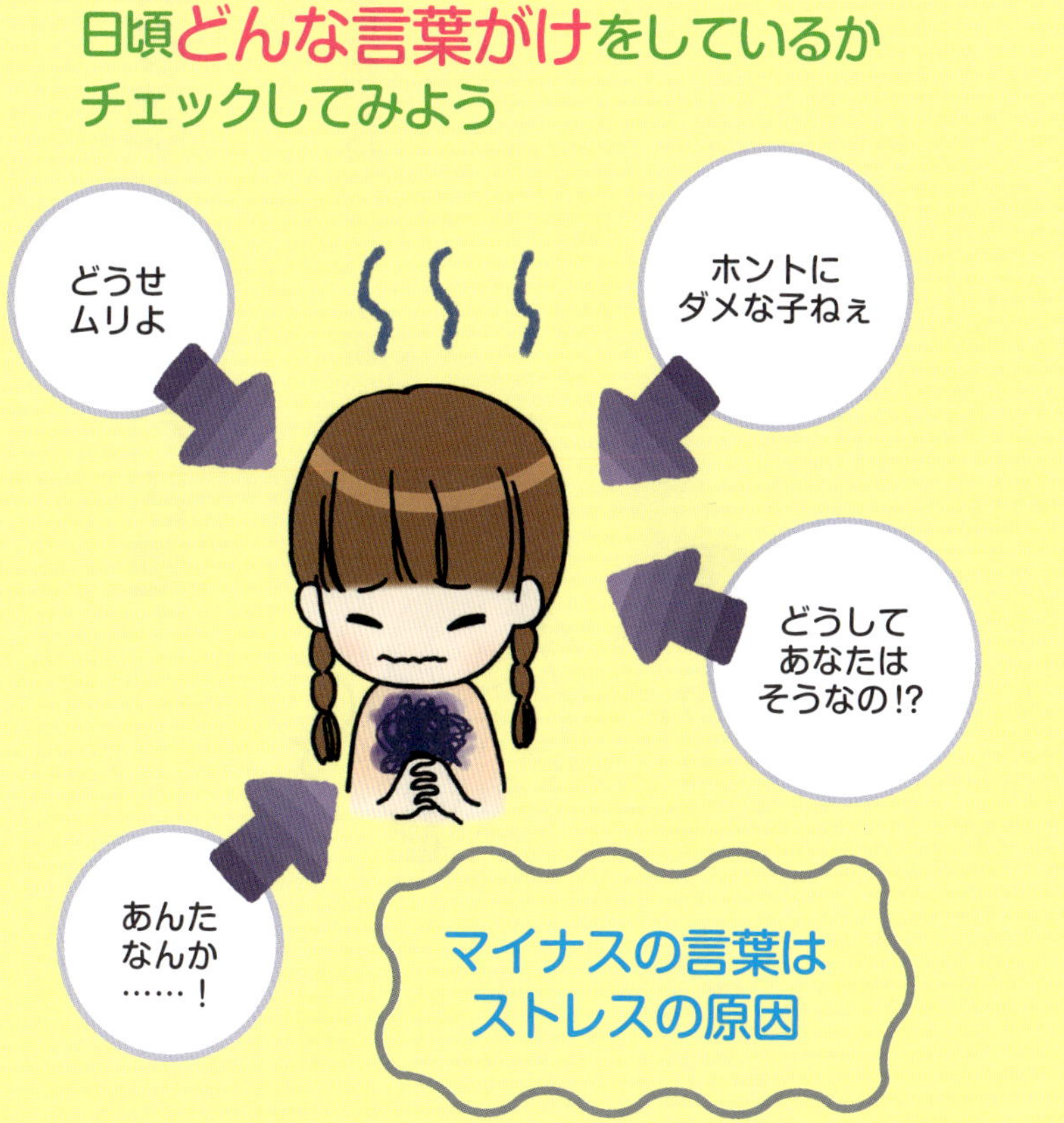
日頃どんな言葉がけをしているか
チェックしてみよう
どうせ
ムリよ
ホントに
ダメな子ねぇ
どうして
あなたは
そうなの!?
あんた
なんか
……!
マイナスの言葉は
ストレスの原因

2「絶対に許すことはできません」

不平不満、憎《にく》しみの感情でいっぱいの親

若いときはいろんな病院や診療《しんりょう》所へパートで夜間当直に行ったものです。そこでは、あらゆる年齢の患者さんとお会いします。

ある深夜に若い女性が救急外来を受診《じゅしん》してきました。重度の喘息発作《ぜんそくほっさ》でした。呼吸困難を訴《うった》えて、見るからに苦しそうです。喘息の治療《ちりょう》を受けている彼女の背中を、私は思わずさすっていました。

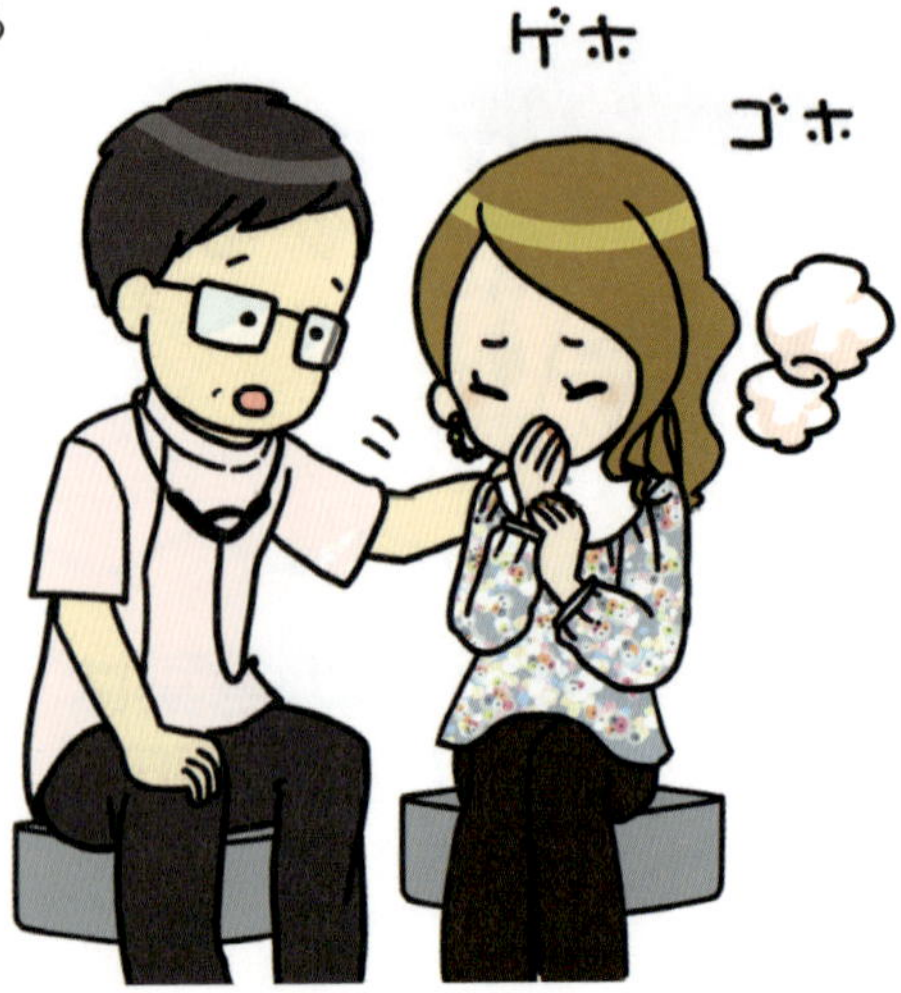

付《つ》き添《そ》ってきた母親から経過を聞きました。子どものときからアトピー性皮《ひ》膚炎《ふえん》と花粉症と喘息を持ち続け、病院で治療を受けていたけれど改善せず、親子でアレルギーと戦ったという苦労話を延々と話してくれました。ところが、県外の会社に就職して一人暮らしを始めると、嘘《うそ》のようにアレルギー症状《しょうじょう》が消えたというのです。そして、5月の連休に初めて帰省《きせい》した晩に喘息発作が出たので、当院の救急外来を受診したのです。

今まで病院で検査をしてもアレルギーの原因は見つからず、一人暮らしを始めてからアレルギーは消えたのですから、一般的に言われているようなダニやハウスダスト（ホコリ）とは別の原因があるのではと考えました。母親から、「水が合わないのでしょうか？」と問われたので、「水や空気の違《ちが》いのせいではないと思います。アレルギーは対人関係によって症状が左右され、特に幼い子どものアレルギーは親の人間関係が関係していると言われています」と言うと、母親はしばらく考えてから、「思い当たることがある」と、子どもが幼いときから抱《かか》えているある人との人間関係のことについて詳細《しょうさい》に語ってくれました。母親は、だんだん興奮《こうふん》してきて、ずっと前に起こった過去の問題を、まるで現在のことのように話します。他に急患《きゅうかん》もいなかったのでじっくり1時間も聞かせてもらいましたが、とても疲《つか》れました。娘さんは幼いときから、こうした母親の愚痴《ぐち》や不平・不満をくり返し聞き続けてきたはずです。母親思いの子なら、なおさら母親と同じように苦しんだのではないでしょうか。

そこで、私は母親に提案したのです。「お母さん、もうこんなに長い間苦しんだのです。この苦しみに時効をかけてみてはいかがですか。相手の方を許してあげましょう。そうすれば、お子さんの喘息は良くなると思います」。

ところが、「絶対に許すことはできません」と母親は言い切って、帰って行きました。それ以後、この親子に会うことはありませんでした。「私の言葉を心のどこかに留《と》めておいてくれたら」と願わずにいられません。

✕ 許せない人がいる

○ 時効をかけて、「許す」

○愚痴や不平・不満は子どもを苦しめる。
○相手を「許す」ことで、環境や状況が変わってくるはず。

「許せない」という感情に時効をかけてみよう

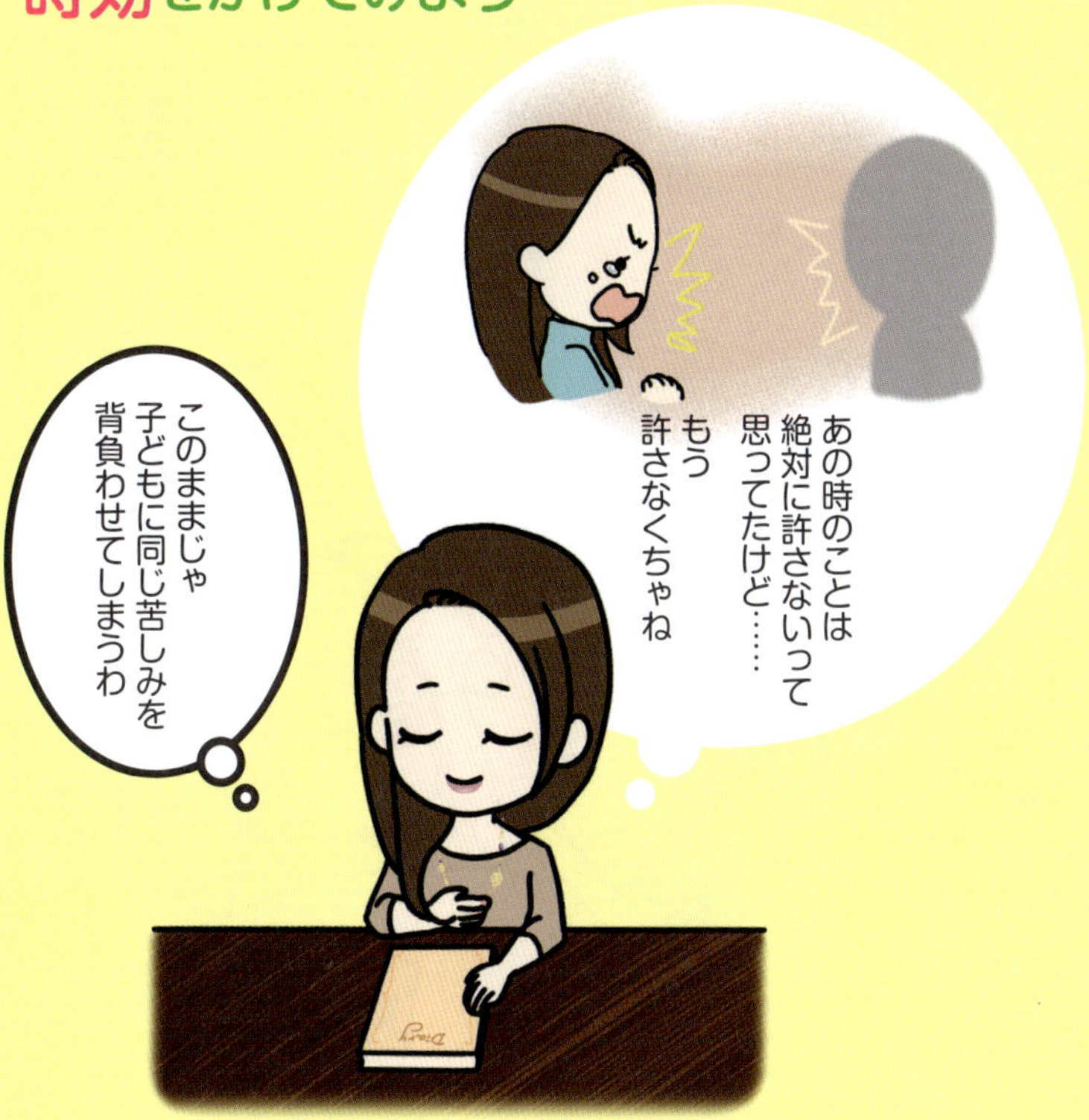

あの時のことは
絶対に許さないって
思ってたけど……
もう
許さなくちゃね
このままじゃ
子どもに同じ苦しみを
背負わせてしまうわ

3「うちの子は、弱いんです」

取《と》り越《こ》し苦労、持ち越し苦労する親

保育園や幼稚園に通い始めると、発熱をくり返し、何度も子どもを迎《むか》えに行った経験はありませんか？　お母さんは「うちの子は弱いんです」と嘆《なげ》きます。本当に体が弱いのでしょうか？

医者と母親では、感じ方が違《ちが》うようです。子どもが初めて集団生活に入ると、さまざまなウィルスに出合うので、その度に熱を出すのは、仕方がありません。3日ぐらいで解《げ》熱《ねつ》する

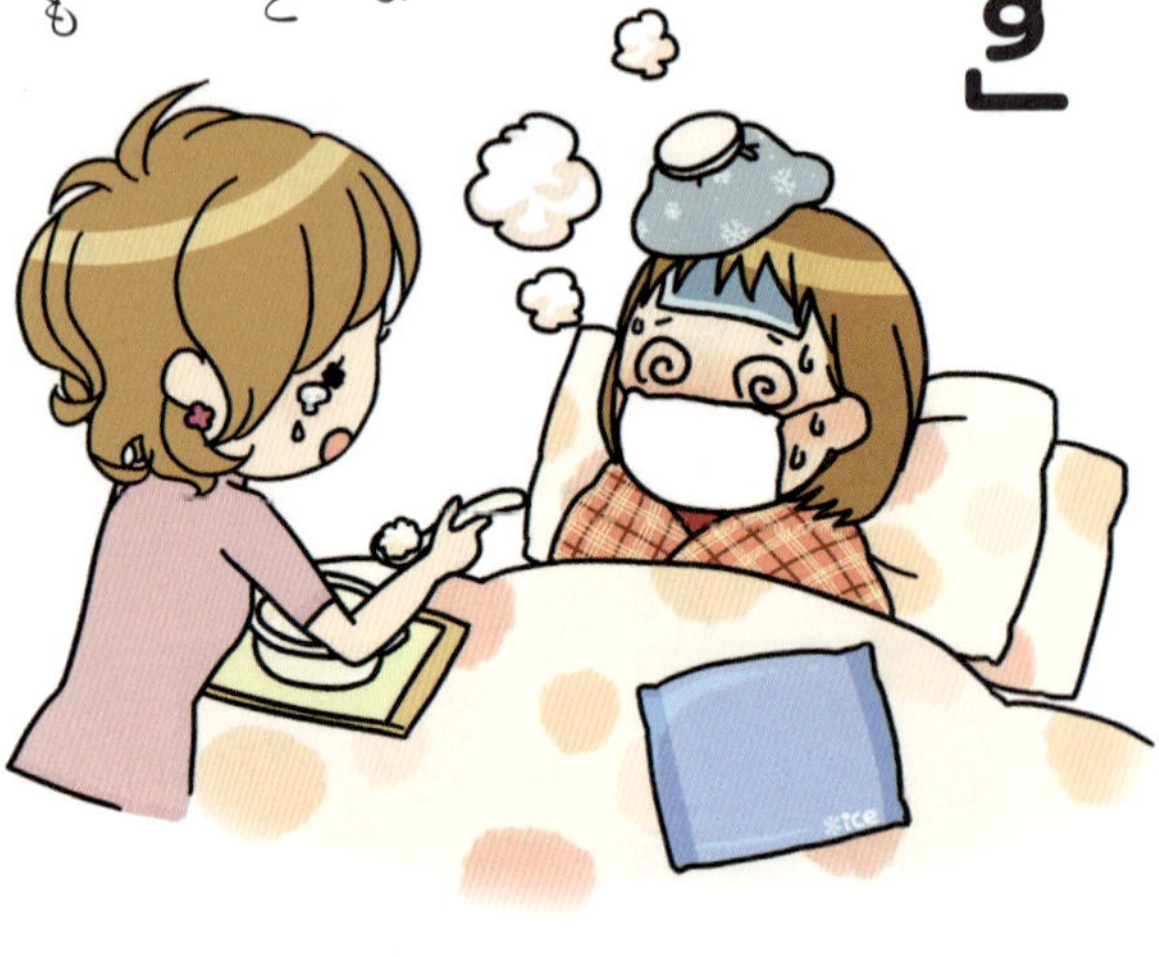

のであれば、問題はないと思います。風邪《かぜ》をひくと必ず肺炎《はいえん》を起こして、入退院をくり返す子どもであれば、医者は体が弱いと考えたり、免疫《めんえき》不全があるのかなと疑ったりします。

ある女の子が幼稚園に通い始めてすぐに39度の熱を出しました。開業医に診《み》てもらい、お薬を内服していたのですが、熱は下がりません。3日後、総合病院の小児科を受診しました。レントゲン写真を撮《と》ると、肺炎《はいえん》になっていることがわかりました。入院することになり、抗生《こうせい》物質の点滴《てんてき》を投与されて、4日目に退院しました。

それから2カ月後、熱が出たので、受診《じゅしん》したときのことです。お母さんは、洗面器や着替えなど入院の用意をしているのです。お母さんに、「普通《ふつう》の風邪ですよ」と伝えました。「前回も家で様子を見ていたために肺炎になったんです。うちの子は弱いんです。入院させて点滴をしてください」としつこく入院を迫《せま》るのです。

検査の結果も悪くないため入院の必要はないと判断し、自宅に帰っていただきました。3日後に受診したときには、すっかり元気になっていたので、ほっとしました。

取《と》り越《こ》し苦労・持ち越し苦労を「転ばぬ先の杖《つえ》」と思っている方が意外と多いように思います。知識や経験を得るのは大切なことです。でも、それが逆効果になることもあるのです。賢《かしこ》さが愚《おろ》かさにならないようにするためには、「真《しん》理《り》」を知ることが大切です。例えば、「心のなかに暗いイメージを描いていると、それが現実となってくる」というのも「真理」です。
「うちの子は弱い」と思い続けていると、「入院」という事態を引きつけてしまうかもしれないのです。子どもにとってはうれしいことではありません。子どもの本来持っている力を信じて、「うちの子は強い」と思ってください。その思いが強くなればなるほど、そのようになっていきます。

✕「うちの子は弱い」と思い込む

○「うちの子は強い」と信じる

○親が「うちの子は弱い」と思っていると……弱い子に。

取り越し苦労、持ち越し苦労をしないようにしよう

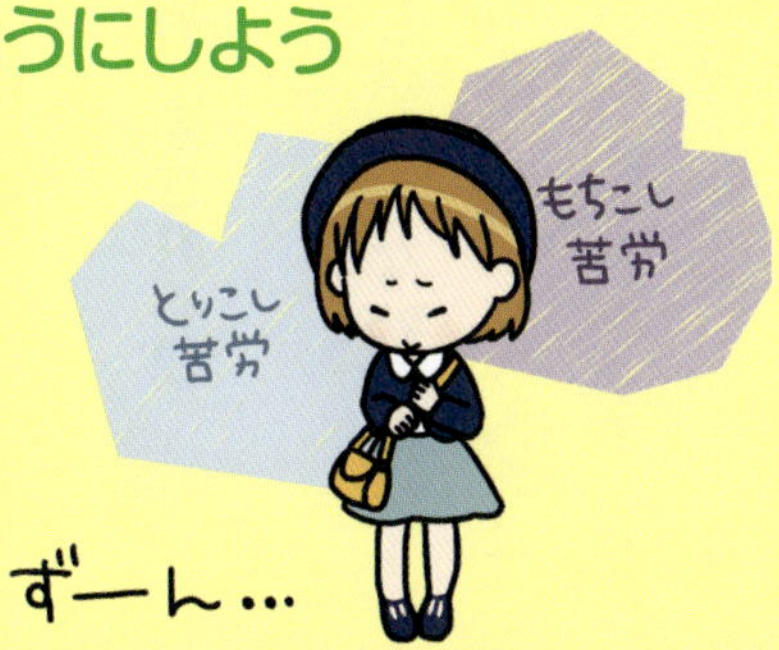

○親が「うちの子は強い！」と思っていると……強い子に。

「もっと丈夫になる」と信じよう

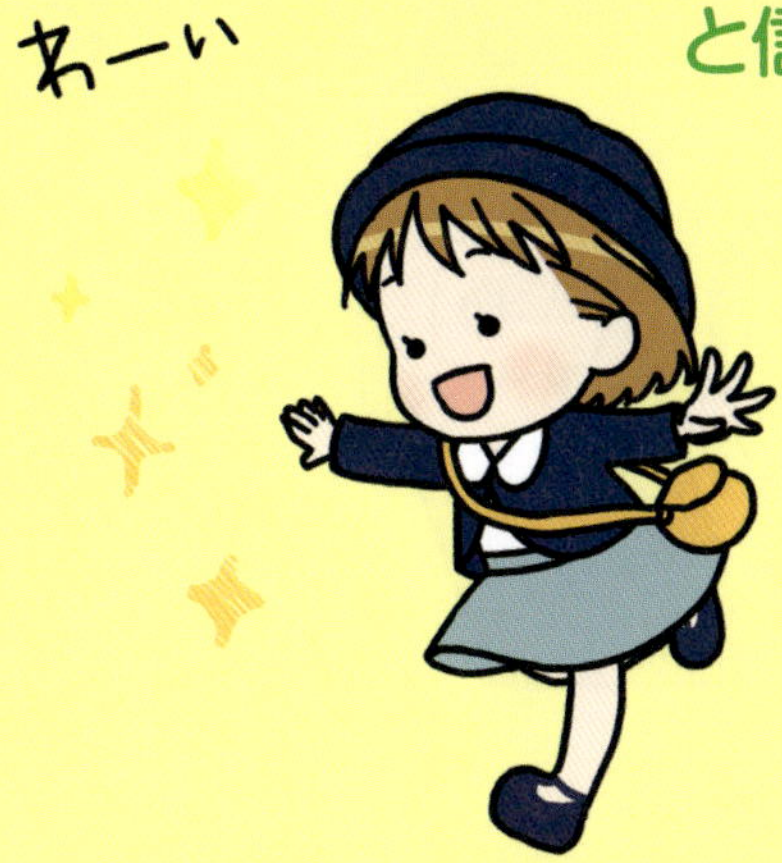

4

「ネットにこんなことが書いてある！」

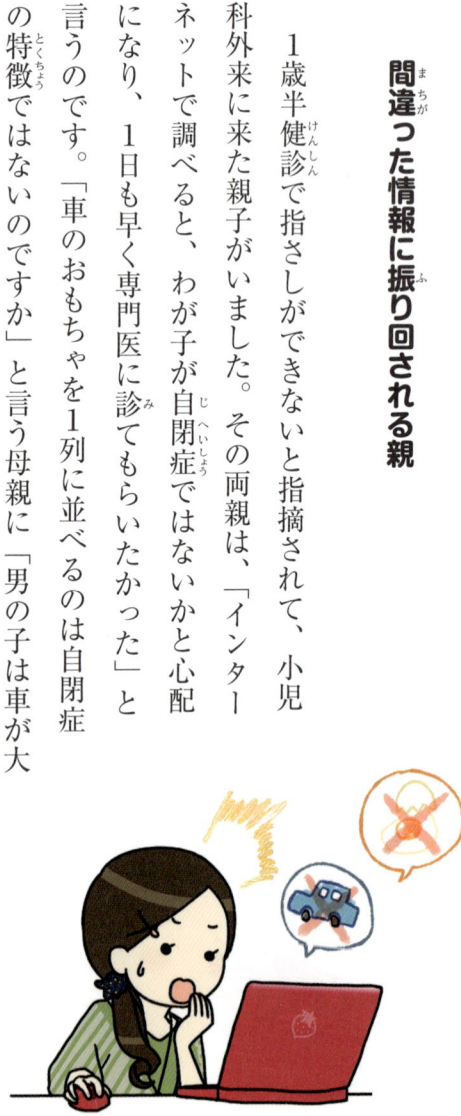

間違《まちが》った情報に振《ふ》り回される親

1歳半健診《けんしん》で指さしができないと指摘されて、小児科外来に来た親子がいました。その両親は、「インターネットで調べると、わが子が自閉症《じへいしょう》ではないかと心配になり、1日も早く専門医に診《み》てもらいたかった」と言うのです。「車のおもちゃを1列に並べるのは自閉症の特徴《とくちょう》ではないのですか」と言う母親に「男の子は車が大好きですよ」と返事をして、「他に心配するようなサインはな

かったので、経過を見ましょう」とお伝えすると、ほっとしたようでした。

また、こんな事例もあります。生まれてしばらくすると、赤ちゃんの口の周りに湿疹《しっしん》が出てきました。母親はアトピー性皮膚炎《ひふえん》だと自分で判断して、離乳《りにゅう》食《しょく》から卵をやめてしまいました。塗《ぬ》り薬は怖《こわ》いと言って、何も治療《ちりょう》せず経過を見ていたようですが、赤ちゃんの湿疹は良くなりません。小児科を受診《じゅしん》して、検査をすると、卵のアレルギーはありません。赤ちゃんによく見られる乳児湿疹と診断《しんだん》し、塗り薬を数日使うと、すぐに良くなりました。

湿疹があるというだけで、アレルギーの原因になるかもしれない食べ物は食べさせないというやり方には疑問があります。成長期の子どもに食物を制限するのは、どうしても必要な場合に限らなくてはなりません。医師の診断を受けないで、勝手に卵や牛乳をやめたために、子どもの発育が阻害《そがい》された例も出ているので注意しましょう。

こんな方もいました。「おたふく風邪《かぜ》の予防接種は副作用が怖い。それに、おたふく風邪は、大人になってからかかると重症《じゅうしょう》になってしまう。だから、子どものうちにかかっておいたほうがよい」と母親は考えて、5歳の息子をおたふく風邪にかかっている子どもの家に連れて行きました。

ですが、おたふく風邪にかかると、髄膜炎《ずいまくえん》の合併症《がっぺいしょう》が起こることもあるので、無理に感染《かんせん》させる必要はありません。

インターネットを通じて情報が氾濫《はんらん》しています。そのなかから正しい知識を選び取るのは難しい時代になりました。間違《まちが》った情報を見抜《みぬ》いて、正しい知識を持つことにより、恐怖心《きょうふしん》を取り去ること。これが賢《かしこ》い母親の知恵です。

✕ 情報に振り回され、あわてる

○ 正しい知識を持つ

○正しい知識によって、恐怖心を取り去ることができる。

ネットの情報だけで判断しないで
専門家や先輩ママに聞いてみよう

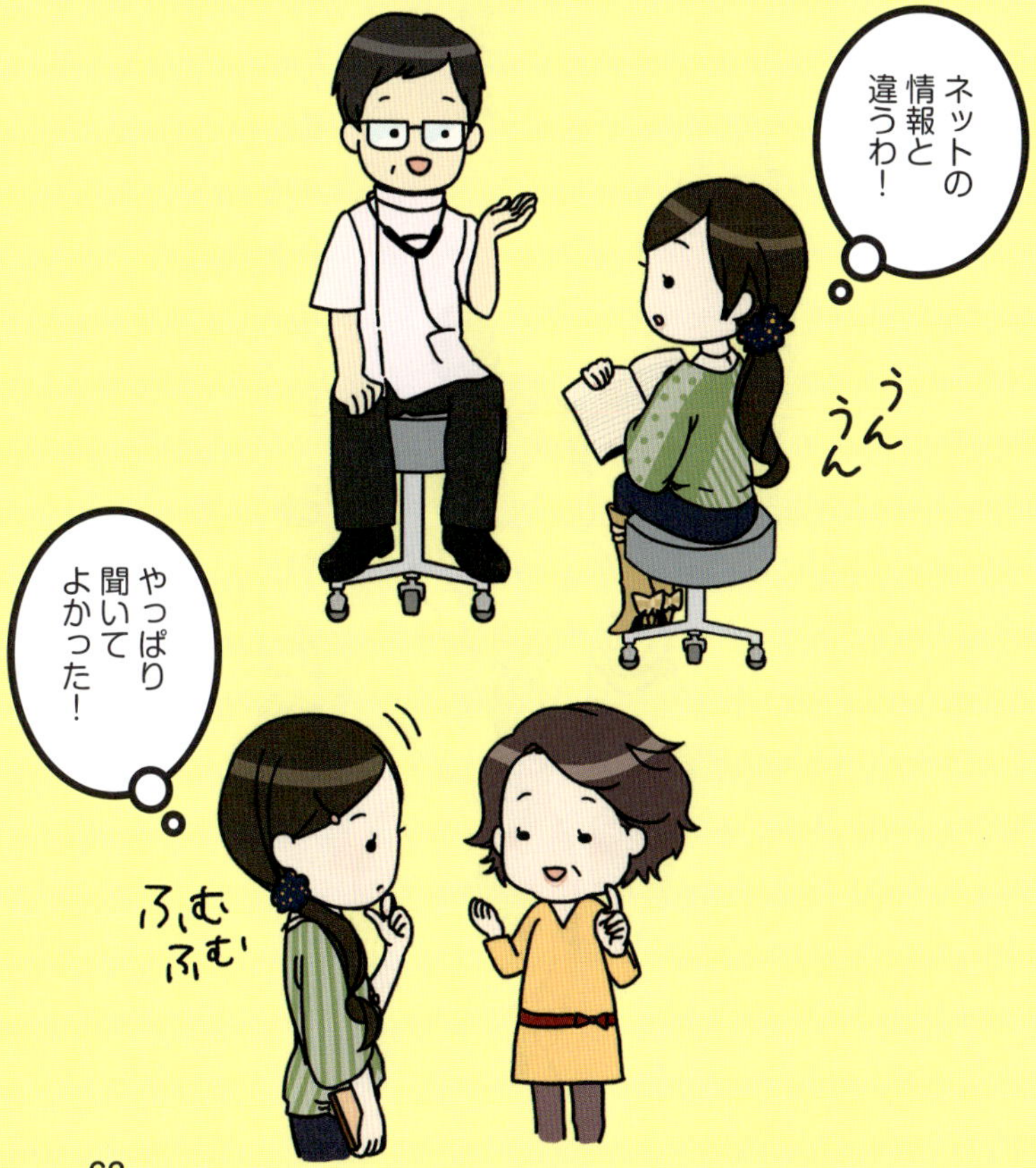
ネットの情報と違うわ！
うんうん
やっぱり聞いてよかった！
ふむふむ

5 「うちの子どこか悪いところはありませんか」

子どものあら探しが得意な親

乳児健診で相談内容を手帳にいっぱい書いてきて質問するお母さんがいます。すべての質問に答えていると、あっという間に時間が過ぎてしまいます。

「足の爪《つめ》が巻き込んでいる」

「しゃっくりをよくする」

「たまに足を震《ふる》わせることがある」

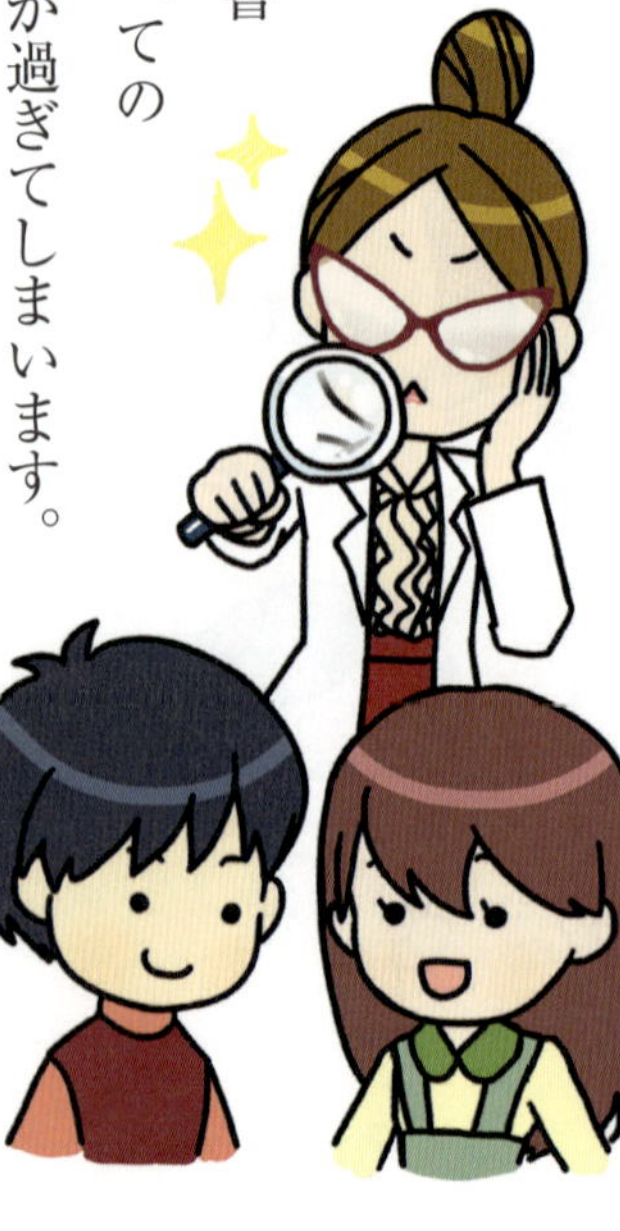

「ひざの関節が、ポキポキ鳴るのはだいじょうぶか」

「声がかすれている。声帯が悪いのかな」

「赤ちゃんの足のうらに、直径2ミリのほくろがある。ガンにならないか」

「眠《ねむ》っているときに鼻の奥が、フガフガいう。鼻が悪いのですか」

「吐《は》いたときにミルクが鼻から出た。だいじょうぶですか」

「うちの子はいつも泣いている。どこか痛いのかしら」

「隣《となり》の子に比べてあまり泣きません。脳に異常があるのでしょうか」


母親の観察力に驚《おどろ》きます。子どもの病気を見つけるのは小児科医の仕事ですが、小児科医は母親から教えられることもたくさんあるのです。

しかし、母親は教育者としての役割も持っています。わが子のいいところを発見して伸《の》ばしてやることです。子どものいいところを見つけて、ほめて育てることは、子どもの病気をつくらないことにもなると私は確信しています。

「体重が増えているのにミルクを思い切り吐いちゃった。食いしん坊《ぼう》だね」

「ハスキーボイスね。かっこいい」

「関節が柔《やわ》らかいね。新体操をさせようかしら」

「目の横にホクロがあるわ。きっと涙《なみだ》もろいのね」

「おとなしい子ね。お陰《かげ》でお母さんはゆっくり休むことができて大助かり。ありがとう」

「よく泣くのは元気な証拠だ」

こんなふうに、「そこにある事実をどのように捉《とら》えるか」はとても大切です。物事を明るく受け止め、言葉に出してほめる習慣のあるお母さんの子どもは、元気に育っていくことが多いのです。これは、小児科医としての経験上、確かに言えることとです。

子どもの出すサインを見て、あなたはあら探しをするか、それともよい種を見つけて、ほめて育てるか、どちらの育て方を選びますか。

✕ 子どもの短所ばかりを探し出す

○ 長所を見つけて、ほめる

○ほめて育てたほうが、子どもは元気に育つ。

わが子の長所や可能性を見つけよう

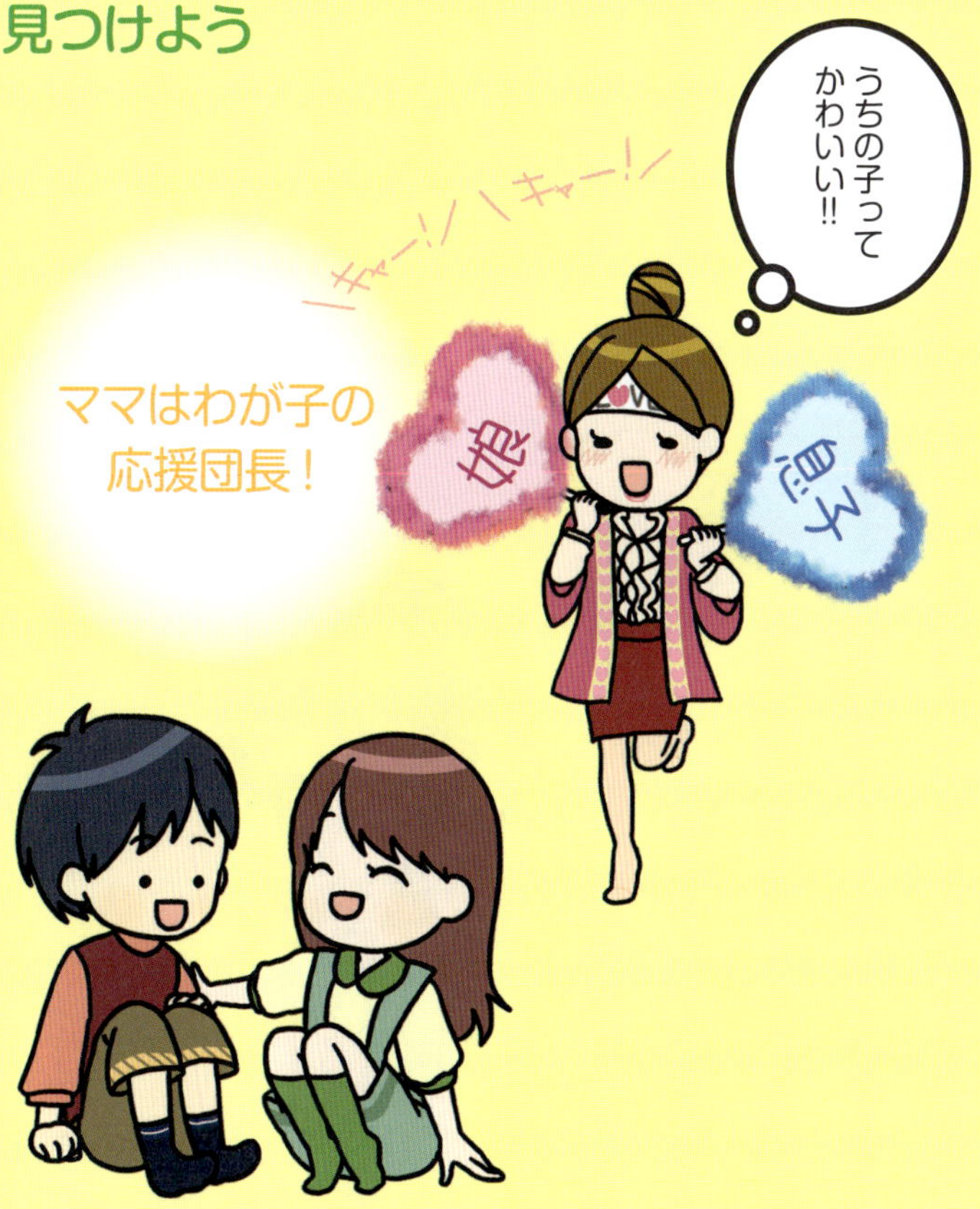
うちの子ってかわいい!!
キャー!
キャー!
ママはわが子の応援団長！
LOVE
娘
息子

6 「……（ため息）」

笑顔が少なく、表情が暗い親

「離乳食《りにゅうしょく》が進まない」と相談に来たお母さんの第一印象は、失礼ですが、暗い感じの人でした。わが子が9カ月になってもまったく離乳食を口にしなければ、心配で表情も暗くなることも理解できます。

しかし、赤ちゃんは母親の表情を見ながら大きくなっていきます。母親が暗い顔をすると、赤ちゃんだって不機嫌《ふきげん》になると思います。

1年経っても、食事の量が増えず、偏食《へんしょく》が強くて、毎月、小児科外来に相談

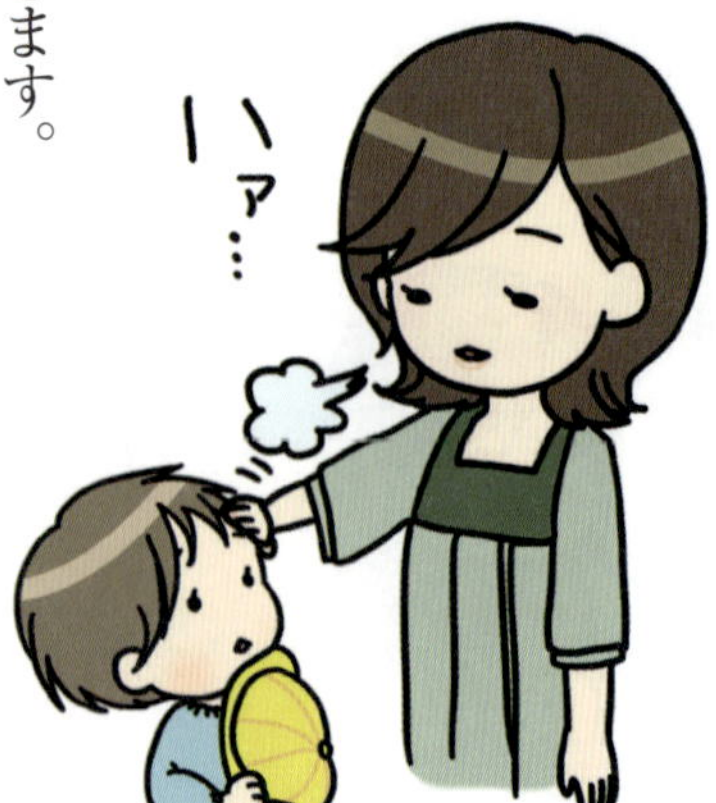

に来るのですが、子どもの食習慣は改善《かいぜん》しません。体格も小柄《こがら》になってしまいました。

子どもは2歳になり、保育園に通うことになりました。ある日、お母さんが小児科外来に来て、うれしそうに言うのです。「保育園で、お友だちがカレーライスを食べるのを見て、うちの子も全部食べました」。お母さんは、どんなにうれしかったことでしょう。私は、初めてこのお母さんの笑顔を見ました。こんな明るい顔になるのですね。いや、失礼しました。それからは毎日自宅でも夕食はカレーライスが続いたようです。子どもの食事の量は徐々《じょじょ》に増え、母親の笑顔もよく見られるようになりました。笑顔の回数だけ、ご飯を食べる量が増えたのかもしれません。

食事の時間に母親が暗い顔で、「食べないと大きくならないよ」と言っても、きっと食事はおいしくないはずです。赤ちゃんだって、子どもだって、食事の時間は楽しいほうがうれしいに決まっています。

笑顔は病気を治します。1円もかかりません。
笑顔は伝染《でんせん》します。お母さんがにっこり笑えば、赤ちゃんもにっこり笑います。
笑顔は食事がおいしくなります。おいしくなれば、また笑顔が出ます。

慣れない子育てで、毎日クタクタになっているお母さんもいらっしゃると思います。よほどの人でない限り、特に初めての子育てのときは余裕《よゆう》がなくなり、笑顔が出なくなってしまうこともあります。それは、あなた1人ではありません。結婚前、どんなに優秀《ゆうしゅう》で仕事ができた女性であっても、子育ての経験においてはゼロからのスタートなのです。

笑顔が出なくなったときは、まずは体の疲《つか》れを取って、笑顔が出るようにしましょう。毎日の食事が必要なのと同じく、お子さんにとっては、お母さんの優《やさ》しい笑顔が何よりの栄養なのですから。

✕ 笑顔が少なく、ため息が多い

○ にっこりと笑ってみる

○悲観的な親と一緒にいると、子どもも元気がなくなる。

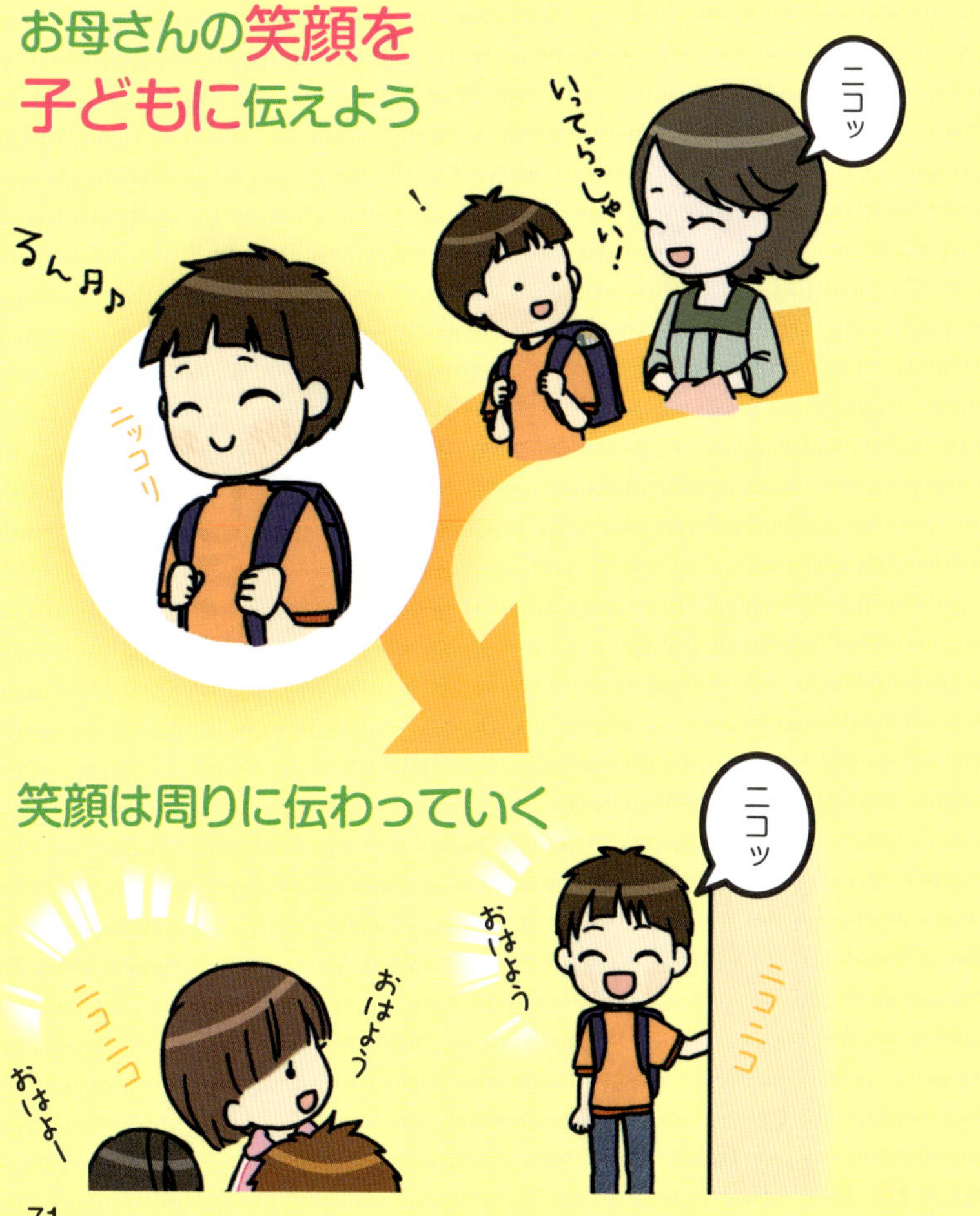
お母さんの笑顔を子どもに伝えよう
ニコッ
いってらっしゃい!
!
るん♫♪
ニッコリ
笑顔は周りに伝わっていく
ニコッ
おはよう
ニコニコ
おはよう
ニコニコ
おはよー

7「私がいなくてこの子だいじょうぶかしら」

子どもの世話を焼きすぎる親

母親と中学生の娘が外来を受診《じゅしん》しました。診察室《しんさつしつ》に入って来たときから、2人は手をつないでいます。私が病状《びょうじょう》について質問すると、娘は母親の顔を見て、すぐに母親が答えます。

仲がよいのはわかりますが、「親離《おやばな》れ・子離れができていない親子かな」という印象を受けました。

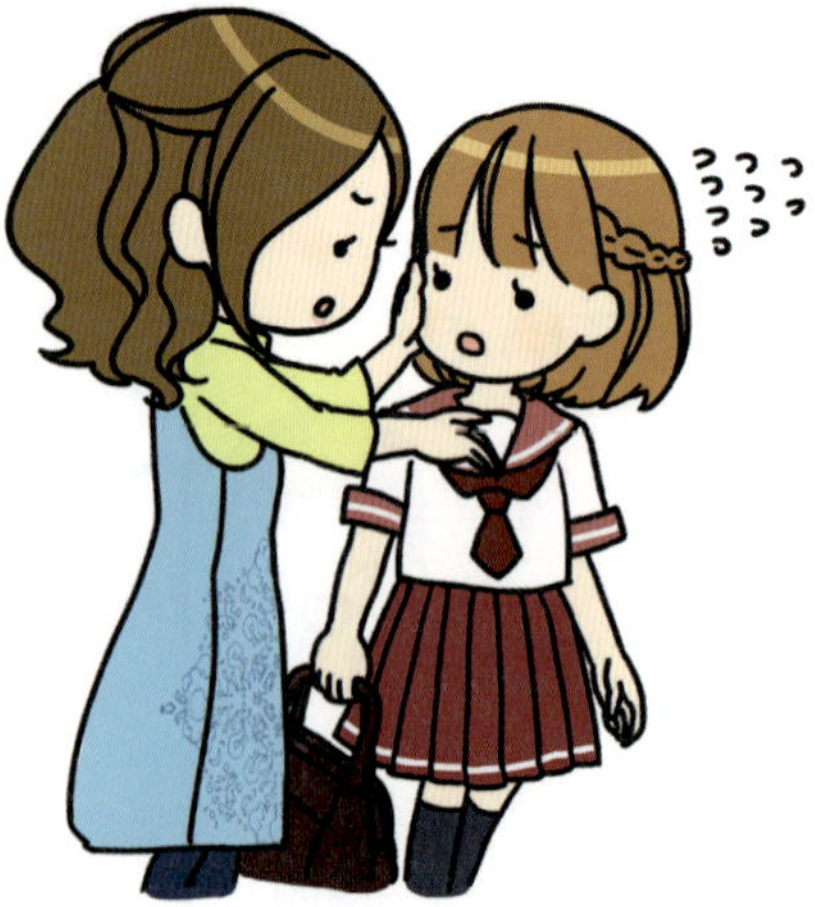

こうした親子は、最近特に多くなってきたように感じますが、これは少子化の影響《えいきょう》が大きいのだと思います。小さいときから、子どもにたくさんの愛情を注ぐのはいいことです。ですが、それがいきすぎるのがよくないのです。「私がいないと、この子は何もできないんですよ」と、困り顔ながらも、うれしそうにおっしゃる方もいますが、子どもの世話を焼きすぎることで、子どもの自立を阻害《そがい》してしまいます。本当の放任はいけませんが、少し手を抜いたり、少し突《つ》き放《はな》して育てられた子どものほうが、案外、生活力もあり、しっかり育っている例を、あなたの周りでも見かけませんか？

子育てのコツは、「子どもをどのようにかわいがるか」ということと、「どのように手を放していき、自立させていくか」ということの絶妙《ぜつみょう》なバランスではないかと思います。

これについて、書籍『お母さんの子育てバイブル　じょうずな個性の伸《の》ばし方』

（大川隆法《おおかわりゅうほう》著・幸福の科学出版）から、大変参考になる内容を紹介《しょうかい》します。

「各人が、自分の人生を求めて、あがき、もがいているのであり、子どもも、苦しい道を歩んでいるのだから、その上に、あまりにも大きな期待をかけたら、子どもの人生を損《そこ》なってしまう。だから、『5歳までで子どもの恩返しは終わる』と思いなさい。そうすれば、親子関係はうまくいく」

これは、子離れできない親にとっては、目の覚めるような言葉ではないでしょうか。親の立場からすると、子どもは何歳になっても気にかかり、手放すことはなかなか難しいと思います。けれども、そうした思いが、いつしか縛《しば》るような愛情に変わり、「親の思うように育ってほしい」「親の言うとおりにしてほしい」となり、「親への恩返し」を期待しがちです。

けれども、子どもは5歳までで、十分に親に恩返しをしてくれているのです。

たしかに手はかかりますが、子どもの笑顔やしぐさ、子どもの存在そのものが、どれほど親に、癒《いや》しと喜びを与えてくれたことでしょうか。

小児科外来でたくさんの親子を診《み》てきましたが、親離れや子離れができないために、子育ての問題が出てきたケースに出会うこともあります。

急に手放すと、子どもは愛されていないと誤解し、さまざまな訴《うった》えをしてきます。小学校に入学したら、手放す準備を始めるのがよいと思います。

子どもへの接し方において、注意すべき3つのポイントがあります。

①母親が、自分が犠牲《ぎせい》になった部分の代償《だいしょう》を子どもに要求していないかチェックしてみてください。職業的な能力が高い女性が、育児においても成果を出そうとすれば、子どもに無理をしいることになります。

②2つ目は、夫に対する不平・不満を子どもにぶつけてないかどうか、考えてみてください。これは、自分では気がつかないことも多いのですが、子ども

のアレルギーの原因になることもあります。

③最後に、子どもに対する偏見《へんけん》がないかどうかチェックしてみましょう。親子でも相性があるようです。母親は、一般的に、自分に似ているタイプの子が好きですが、自分に似ていないタイプの子は苦手だといいます（もちろん、その反対もあります）。夫を嫌《きら》いな場合は、夫に似ているだけで遠ざけてしまう母親もいます。子どもには責任はありません。親の見方が偏《かたよ》っているのです。

子どものかわいがり方や手の放し方は、親子それぞれなので、一概《いちがい》に「これこそが正しい」と言えるものではありません。ただ、自分と子どもの関係を客観的に、「善意ある第三者の目」で見てみることで気づきがあります。工夫次第でどんどん幸福が生まれます。そうなってくると、子育ては、とてもクリエイティブな仕事に思えてくるはずです。

✕ 子どもの世話を焼きすぎる

○ 親離れ・子離れの準備をする

○世話を焼きすぎると、子どもはなかなか自立できない。

自分と子どもの関係を「第三者の目」で見てみよう

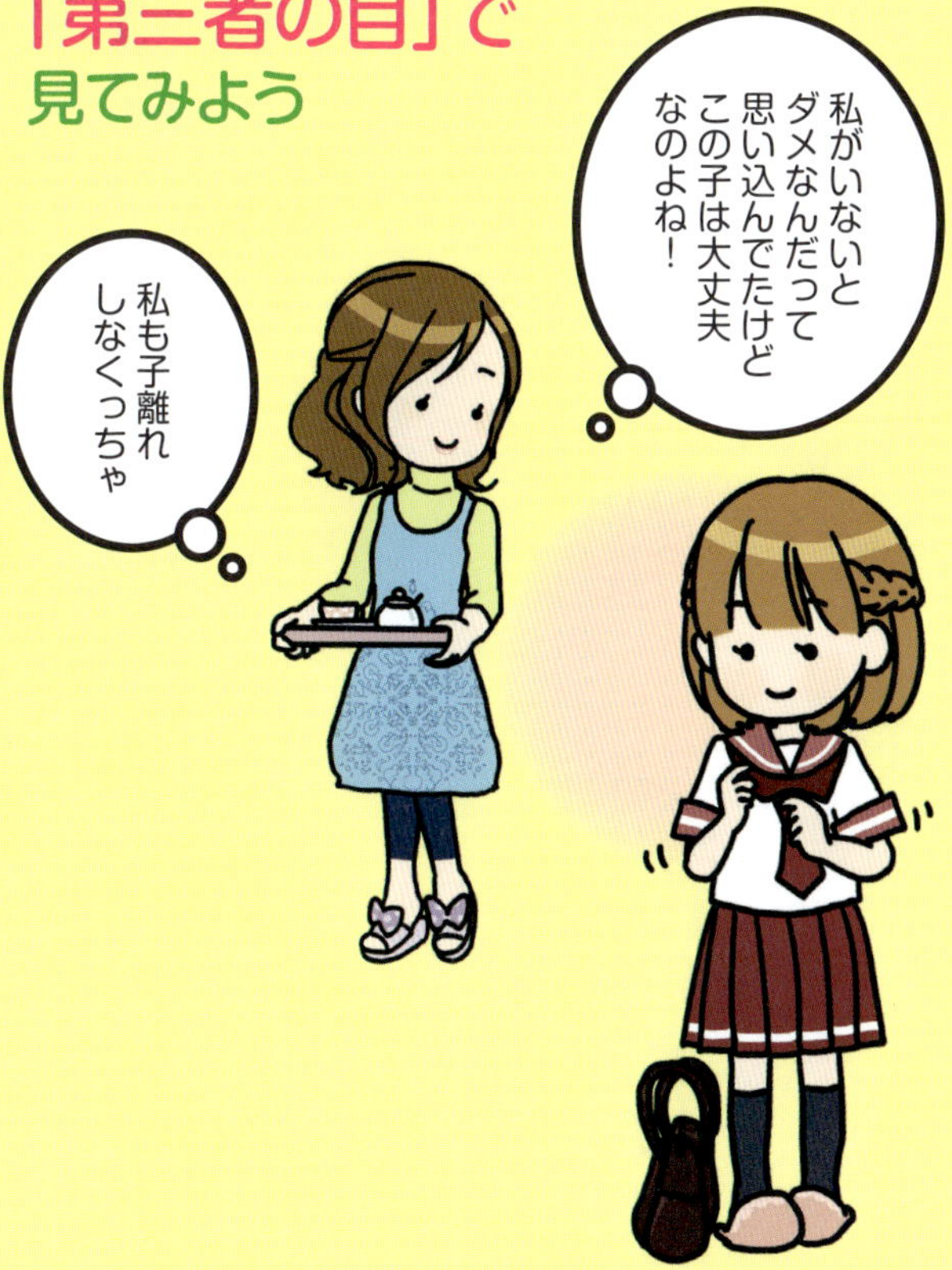
私がいないとダメなんだって思い込んでたけどこの子は大丈夫なのよね！
私も子離れしなくっちゃ

8 「もっと、こうなってほしい」

ないものねだりをする親

とても大事に育てられた男の子がいました。両親にとって待ち望んでいた跡取《あとと》り息子です。熱が出たといって小児科を受診《じゅしん》するときは、両親のそれぞれの祖父母も必ず一緒《いっしょ》に来ます。子どもの診察《しんさつ》中、医者が6人の家族に囲まれている不思議な光景でした。

いつものように受診したとき、父親が言います。「先生、この子は変わったことをするのです」。

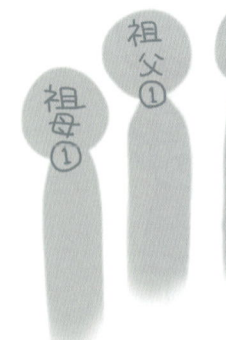

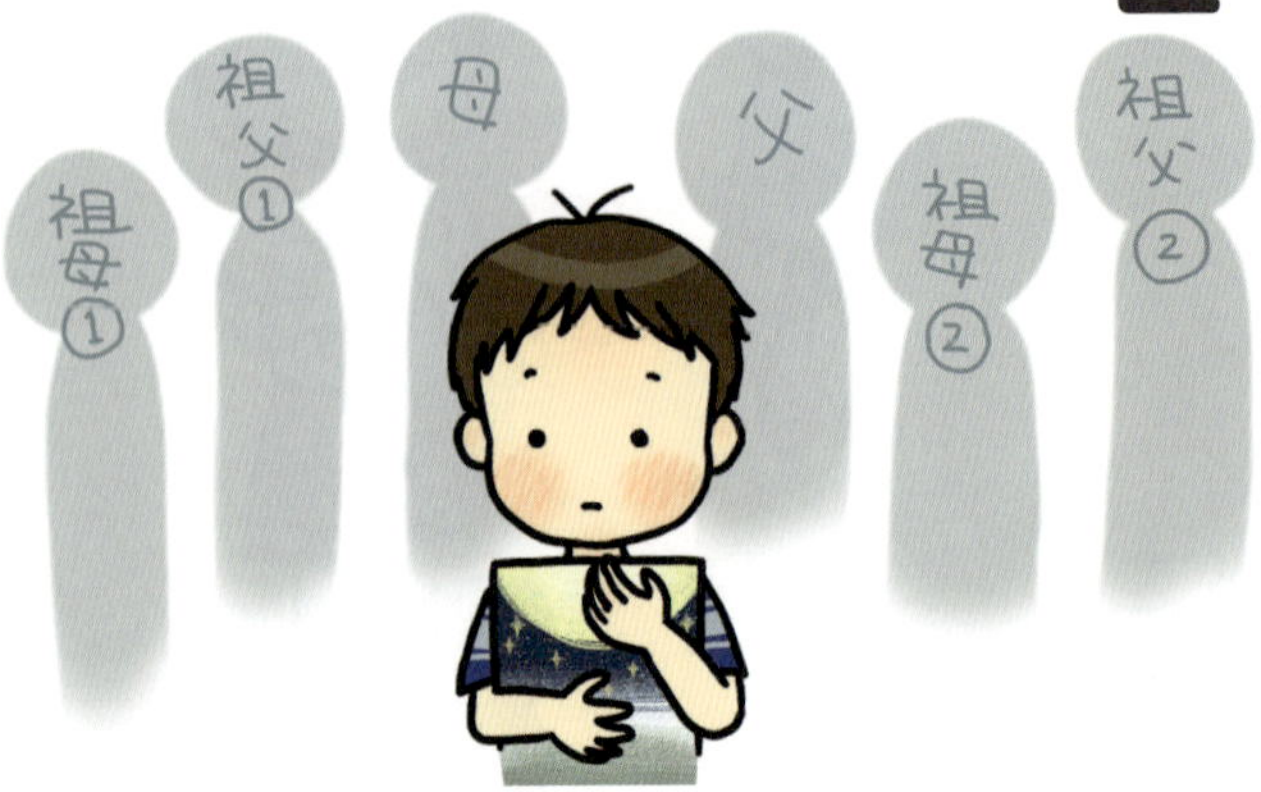

3歳の子どもをしばらく観察していると、突然《とつぜん》ゆっくりと首を回し始めたのです。すぐにチックとわかりました。

「この症状《しょうじょう》が出る前に、何か変わったことはなかったですか」と尋《たず》ねました。

この男の子は、3歳から保育園に通っています。最初の参観日のことでした。休み時間になると、男の子は外に遊びに行きます。この子はみんなと一緒にはしゃぐことはなく、教室で1人、絵本を読み始めました。それを見た両親はショックを受けたと言うのです。「男の子はどろんこになって遊んで、たくましく育ってほしい」と考えて保育園に行かせたのですから、わが子の姿にがっかりしたのだそうです。次の日から、「みんなと一緒に外で遊びなさい」とくり返し勧《すす》めたら、チック症状が出始めたようです。

チック症状は、ストレスから起こると私は考えています。ストレスの原因は、絵本が好きなおとなしい子に、無理やり外で遊ぶことを押しつけたことにあると私は感じました。

私は両親に言いました。「家庭ではきちんとするようにしつけている子どもを、保育園では腕白坊主《わんぱくぼうず》に育ててほしいと願うのは難しいかもしれませんね。この子は、体育系ではないのでしょう。親が子どもに『ないものねだり』をしているのではないでしょうか。文化系か芸術系でいいじゃないですか。子どもの好きなようにさせてみてはいかがでしょう」。

その後、両親が「外で遊べ」と言わなくなったら、この子のチックはすぐに消えました。

「三つ子の魂《たましい》百まで」ということわざがありますが、「3歳までに性格が決まるのだ」などと教育を焦《あせ》るのではなく、3歳までに現れてきた個性を見抜《みぬ》いて長所を伸《の》ばしてやり、足りない部分は補いながら育てていくことが大切です。それがまた、子育てがさらに楽しくなる秘訣《ひけつ》でもあると思うのです。

✕ 子どもに理想を押しつける

○ その子なりの個性を大事にしよう

○子どもに対する「ないものねだり」は、大きなストレスになる。

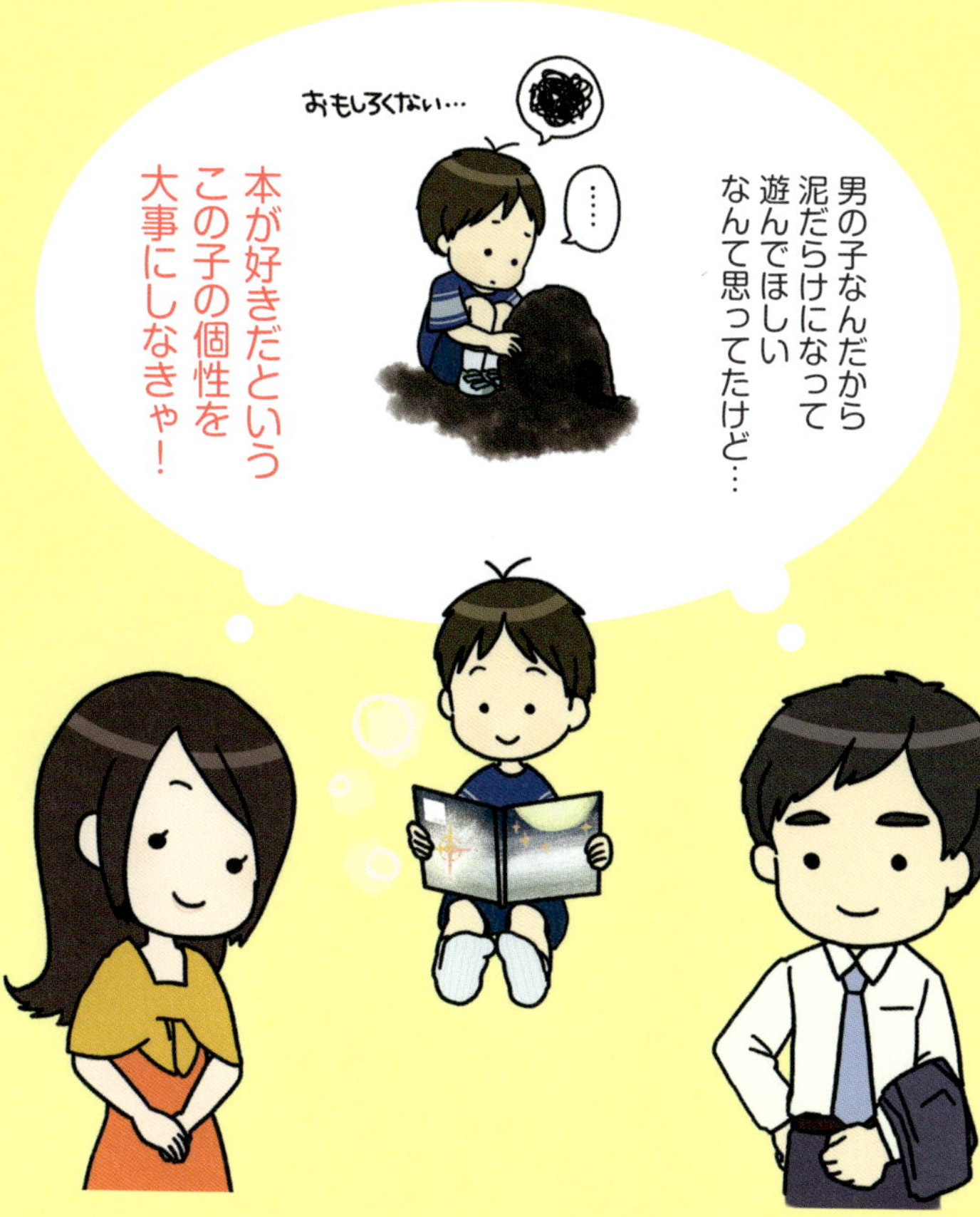

男の子なんだから泥だらけになって遊んでほしいなんて思ってたけど…
おもしろくない…
…
本が好きだというこの子の個性を大事にしなきゃ！

「素直さ」「明るさ」「信じる心」を大切に

第3章
病気が治りやすい子どもの親の共通点

1 アドバイスを素直に聞き入れる親

では、この章では、第2章とは逆に、子どもの病気や怪我《けが》が軽症《けいしょう》ですむ親について、ご紹介《しょうかい》しましょう。

初めての赤ちゃんが、生後3カ月で膀胱炎《ぼうこうえん》にかかり、入院してきました。子どもの父親は大変神経質な方でした。検査のために採血をすると、細菌《さいきん》が針先から体に入って後遺症《こういしょう》が残らないかと心配します。

入院して3日目、熱も下がり、点滴《てんてき》も中止することができました。回診《かいしん》のとき、「早く良くなってよかったですね」と主治医が言うと、「膀胱炎が治ったのなら、

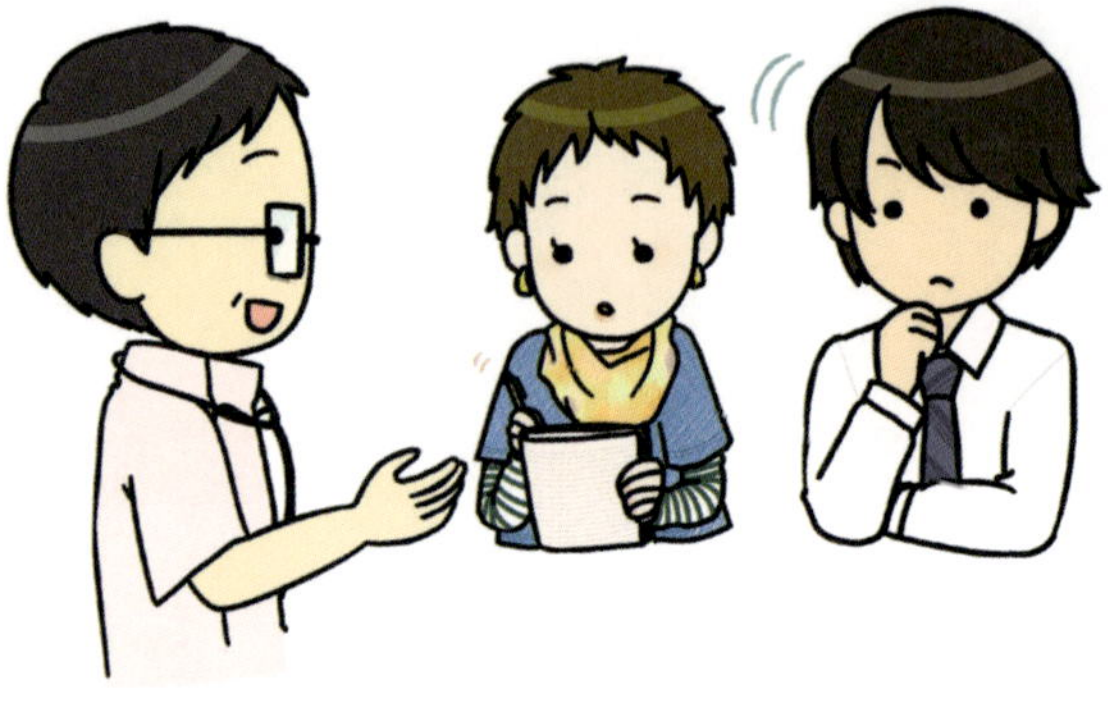

ついでに気管が悪くないか写真を撮《と》って調べてくれませんか」と父親は言います。しかし、この赤ちゃんには、気管の症状《しょうじょう》は最初からなかったのです。主治医は、「医者が治ったと言ったら、なぜ素直に喜ばないのか」と言って、父親と口論になってしまいました。

翌日、私は、この話を聞いて、両親にお話をさせていただきました。

「親が子どもの悪いところを見つけて、治そうとするのは当然のことだと思います。しかし、悪いところはないかと探してばかりいるのは、幸福ではないと思いませんか。悪くならないようにと常に思っていると、かえって悪くなるものですよ。このような状態を『幸福になれない症候群《しょうこうぐん》』と言うこともできます。それよりも、子どもの素晴らしいところを発見して、ほめて育てるほうが幸福だと思いませんか」

ご両親は、今度は素直に話を聞いてくれました。父親は、「私はこの子が病気になるんじゃないかと、いつも心配でした。しかし、これは、私の性格なのです。

治らないと思います」。母親は、「結婚したときから、とても神経質な性格が気になっていましたが、今ではもう諦《あきら》めています」。

私は力強く言い切りました。「人は変わりますよ。まず、自分の性格を変えようと決意することです」。

その日の深夜、病棟《びょうとう》の廊下《ろうか》を歩いていると、父親が他の病室に入院している子どもの家族に話しているではありませんか。「うちの子どもも3日で治ったのです。お宅《たく》のお子さんも必ず治りますよ」。

「このお父さん、変わったな。他の人に希望を与えている……。こんなふうだったら、これから先の子育てもきっとうまくいくだろうな」

私は声をかけずに通り過ぎました。

人の忠告に素直に耳を傾けよう

○忠告を聞いて、自分自身を変えていくことが、上手な子育てのコツ。

「私の性格は変えられない」と言わずに「きっと変わる」と言い換えてみよう

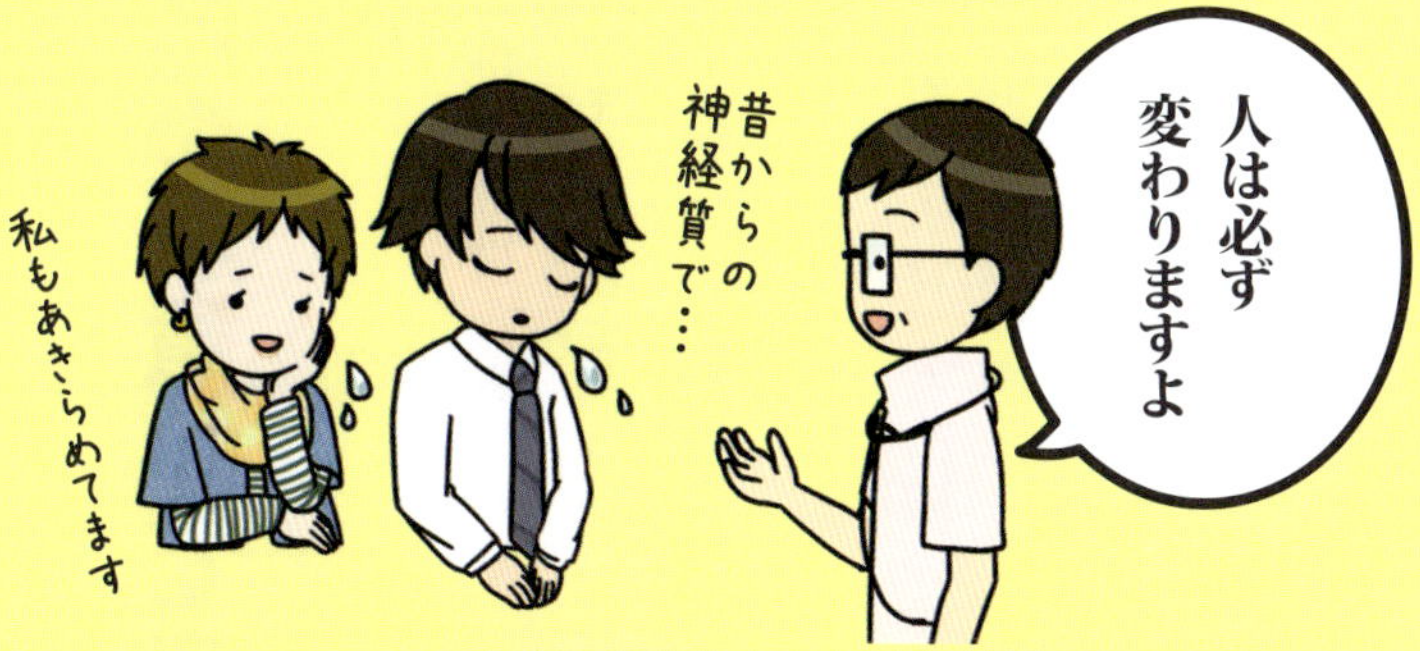
人は必ず変わりますよ
昔からの神経質で…
私もあきらめてます

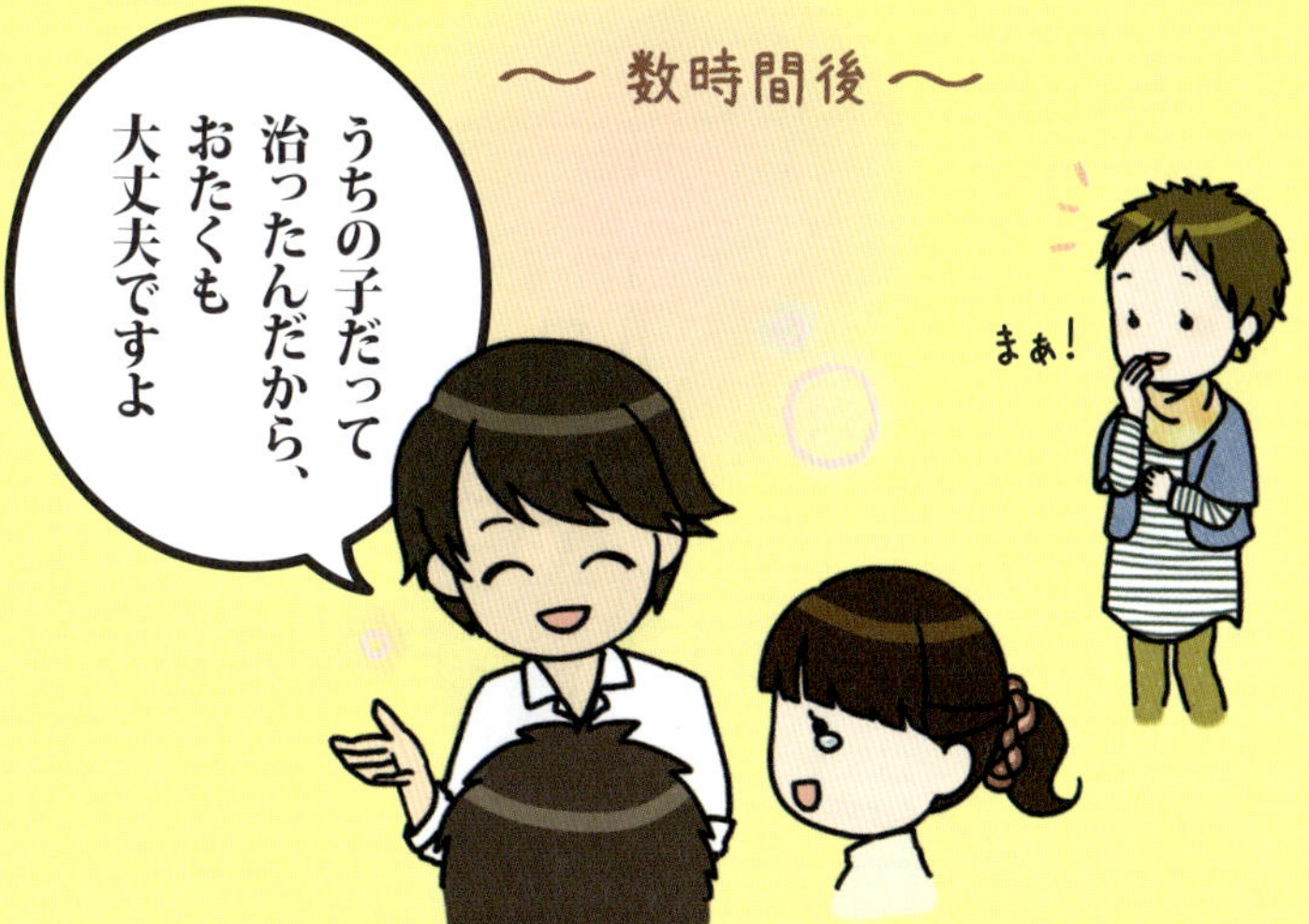
〜数時間後〜
まぁ！
うちの子だって治ったんだから、おたくも大丈夫ですよ

2 自分を変える決意ができる親

女性が仕事をしながら母親の役割も果たすのは、大変なことと思います。最近では、父親が子育てを一部担当することもありますが、一般的には子どもを保育園に預けるか、おじいちゃんやおばあちゃんに子育てをお願いすることになります。

子どもが大家族で育つのは素晴らしいことだと私は考えています。なぜなら、両親だけでなく、おじいちゃんやおばあちゃんなど、たくさんの人たちから愛されて育つからです。お母さんに叱《しか》られて、おじいちゃん、おばあちゃんのと

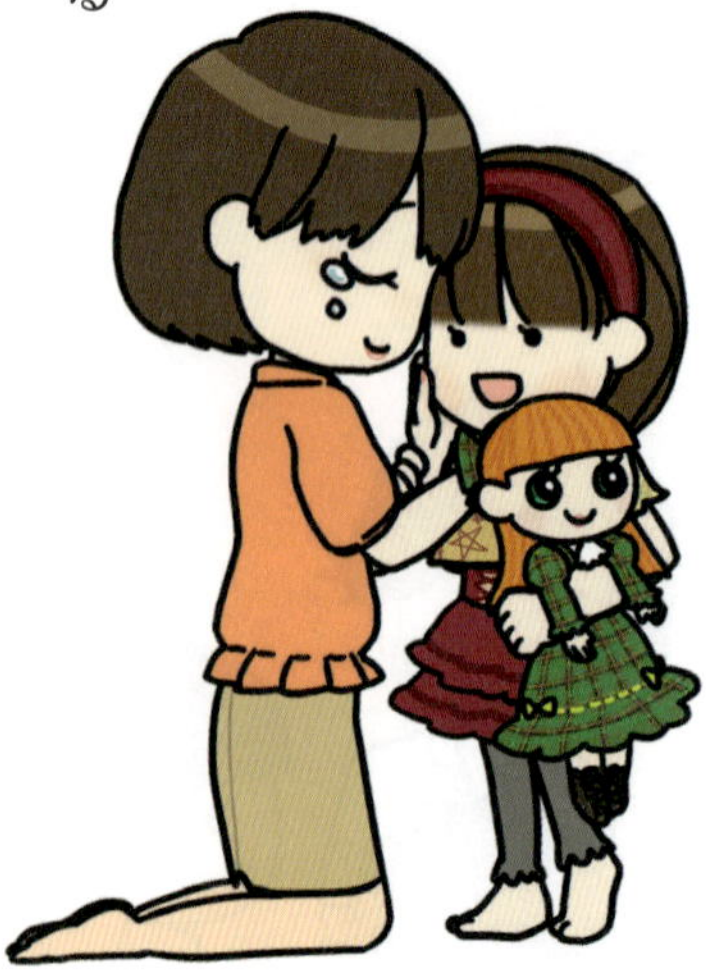

ころへ逃《に》げ込《こ》むこともあるでしょう。子どもにとって逃げ場があるのはいいことだと思います。しかし、祖父母にたっぷり愛されているにもかかわらず、子どもが母親との接触《せっしょく》を求めて「からだコトバ」のサインを出してくることがあります。やはり、子どもにとってお母さんは特別な存在なのですね。

拒食症《きょしょくしょう》になるのは、美しくなりたいと過度のダイエットを続ける大人の場合が多いのですが、ダイエットの意味も知らない幼児が拒食症にかかったのには、驚《おどろ》きました。母親の仕事がさらに忙《いそが》しくなり、育児を祖父母に任せっきりになっていた折に、突然、何も食べなくなったというのです。

この女の子は、どんなときでも、持っている人形を手放しません。私には、この人形が、母親の代わりに思えてなりませんでした。「お母さんの愛に飢《う》えて、拒食症を起こしているのではないでしょうか」と伝えると、母親は「今まで母親らしいことはしてやれませんでした。本当は子どもの世話をしたいのです。

拒食症の原因がわかりましたので、母親として、もっとしっかりしたいと思います」と、泣きながら決意を語ってくれました。

自分の子どもの世話をしてやれなかったことは、母親本人も辛《つら》かったことでしょう。その後、母親は、1週間の休暇《きゅうか》を取り、育児に専念したところ、子どもの食欲は少しずつ改善し、1カ月後には完全に治りました。

このケースは、言葉で表現する方法を知らない幼児が、母親との接触を求めてハンガーストライキを起こしたのだと私は考えました。病気の原因が短期間でわかり、私たちも早く対応できたので、すぐに治ったのだと思います。しかし、幼児期につくった原因が、思春期になり精神的に自立する頃に何かのきっかけで病状《びょうじょう》として現れる場合は、治療《ちりょう》が困難なケースが多くなります。

親に愛されたい思いが募《つの》って子どもが陥《おちい》る無言の「からだコトバ」に親が気づくことから、子どもは癒《いや》されていくのです。

人は何歳からでも変わることができる

◯親が原因に気づき、自分を変える努力をすることで、子どもは癒され、病気も治っていく。

「私は変わる」と決意しよう

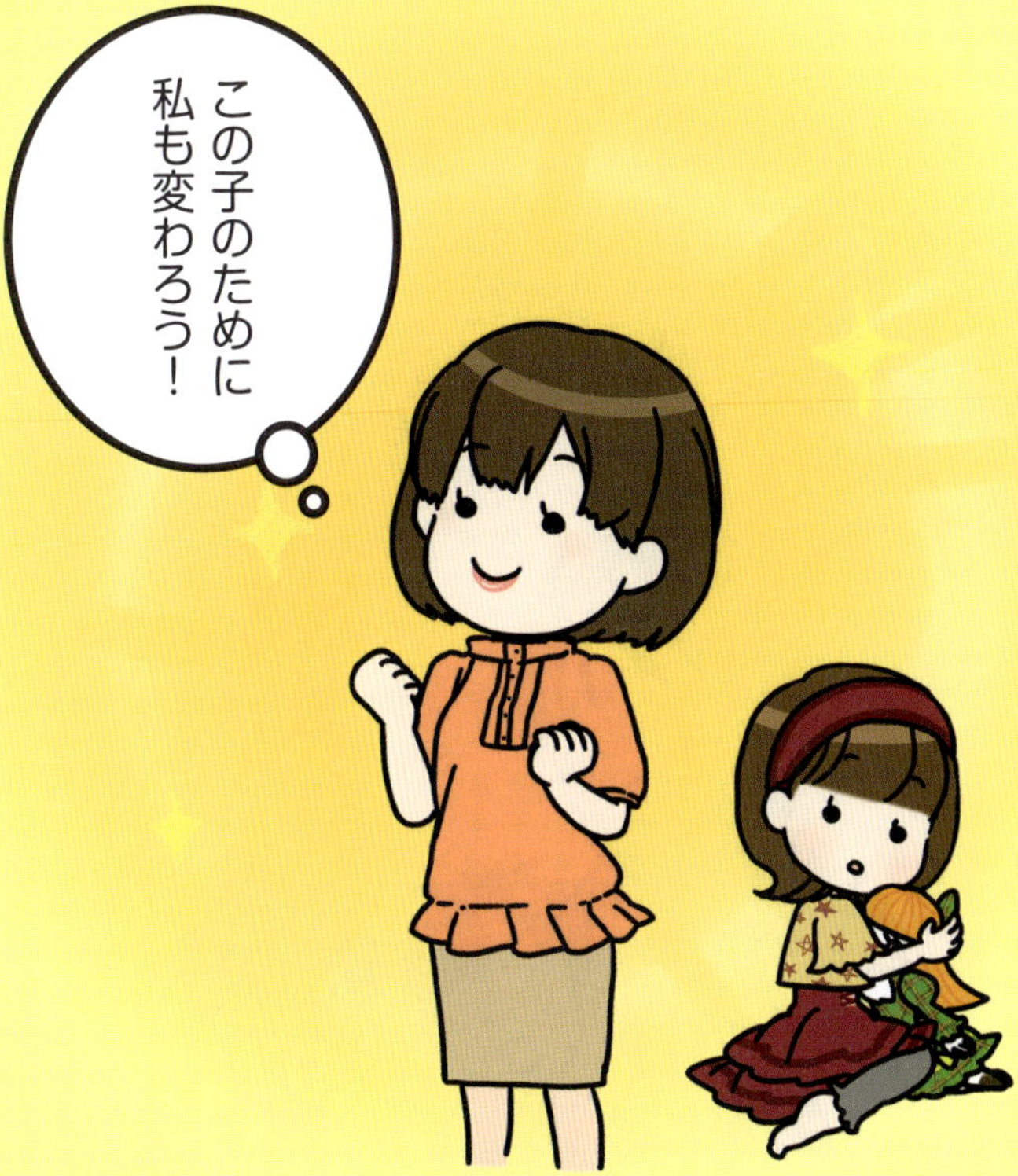

3 笑顔あふれる親

私が出会った患者《かんじゃ》さんに、男の子の三つ子がいます。彼らが小児科外来を受診《じゅしん》すると、風邪《かぜ》をひいているにもかかわらず、診察《しんさつ》室は、ぱーっと明るくなります。だれから診察するかで、まず、椅子《いす》取りゲームが始まります。負けた子は泣いています。予防接種のときは、先に注射をして泣きべそをかいた子が、これから注射する子に痛くないと自慢《じまん》しています。それはにぎやかな外来になります。

ある日、久しぶりにやってきた子どもたちを見て大失敗をしてしまいました。

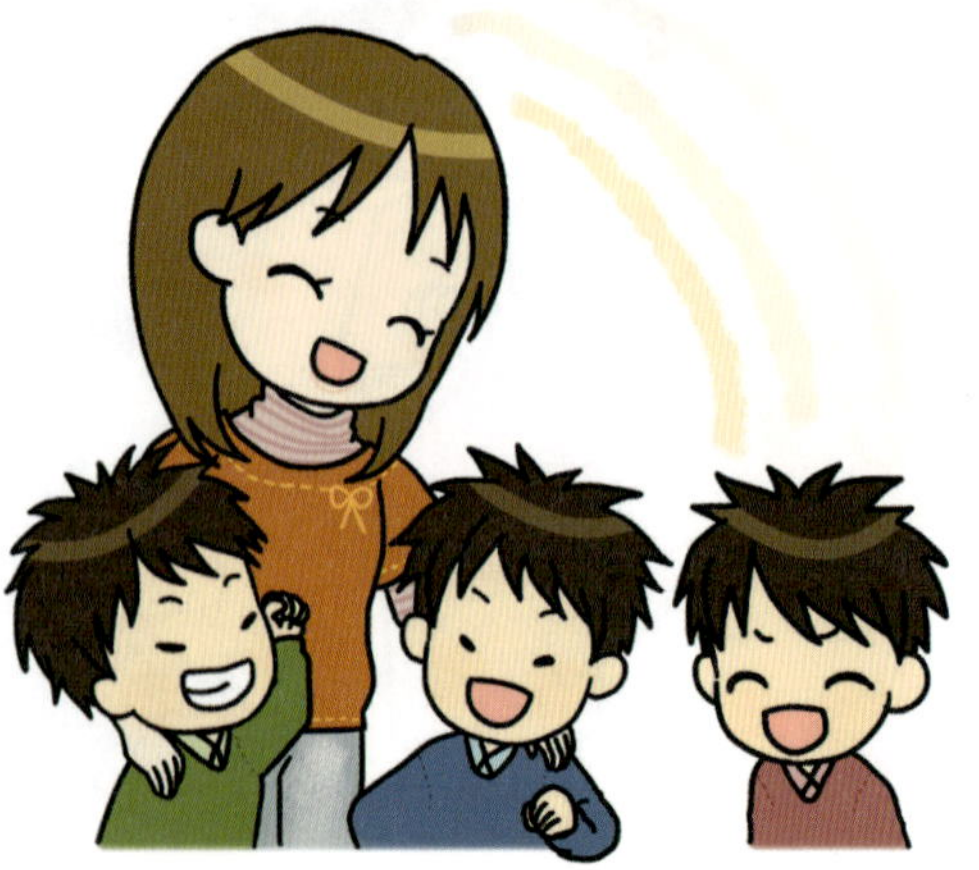

顔と名前を間違《まちが》えたのです。お母さんは笑ってばかり。気持ちを取り直して、医者の姿に戻《もど》ります。

「どうしたのですか？」

お母さんもやっと患者の母親になって、

「明日、運動会なんです。3人とも咳《せき》が出ていますが、参加できるでしょうか？」

私のいつもの返事です。

「だいじょうぶですよ」

それから私の大好きな雑談に入ります。

子どもたちが通っている小学校は、1年生がこの3人だけです。学年のかけっこはこの3人で行われます。「毎晩寝《ね》る前に、ふとんの上でかけっこの練習をしているので、誰が1番になるか、もうわかっています」と、お母さんが笑いながら話します。想像するだけでおかしくなってきました。こんな明るい外来風景のなかに、私は幸せをふっと感じるのです。

三つ子が小学校に入学すると、病気も滅多《めった》にしなくなり、小児科外来も、ちょっぴり寂《さび》しくなりました。

男の子3人を同時に育てるのは、さぞかし大変でしょう。手が回らなくて、怪我《けが》をさせてしまったり、風邪《かぜ》をひかせてしまうこともあるかもしれません。でも、このお母さんは、見事にそれを乗り切っています。

それはどうしてだろうと考えてみました。まず、子どもたちの笑顔が素晴らしいのです。そして、この3人の子どもたちの笑顔を足すと、お母さんの笑顔になります。三つ子のお母さんの笑顔は、病人を癒《いや》す仕事をしている私ですら元気になるほど、素晴らしいのです。この笑顔があるから、子どもたちの病気もすぐに治るのだろうと、私は結論づけました。

親の笑顔は「よく効く薬」でもある

○お母さんの笑顔は、子どもの心にとって「栄養」であり「薬」でもある。

笑顔で、病気を跳ね返そう！

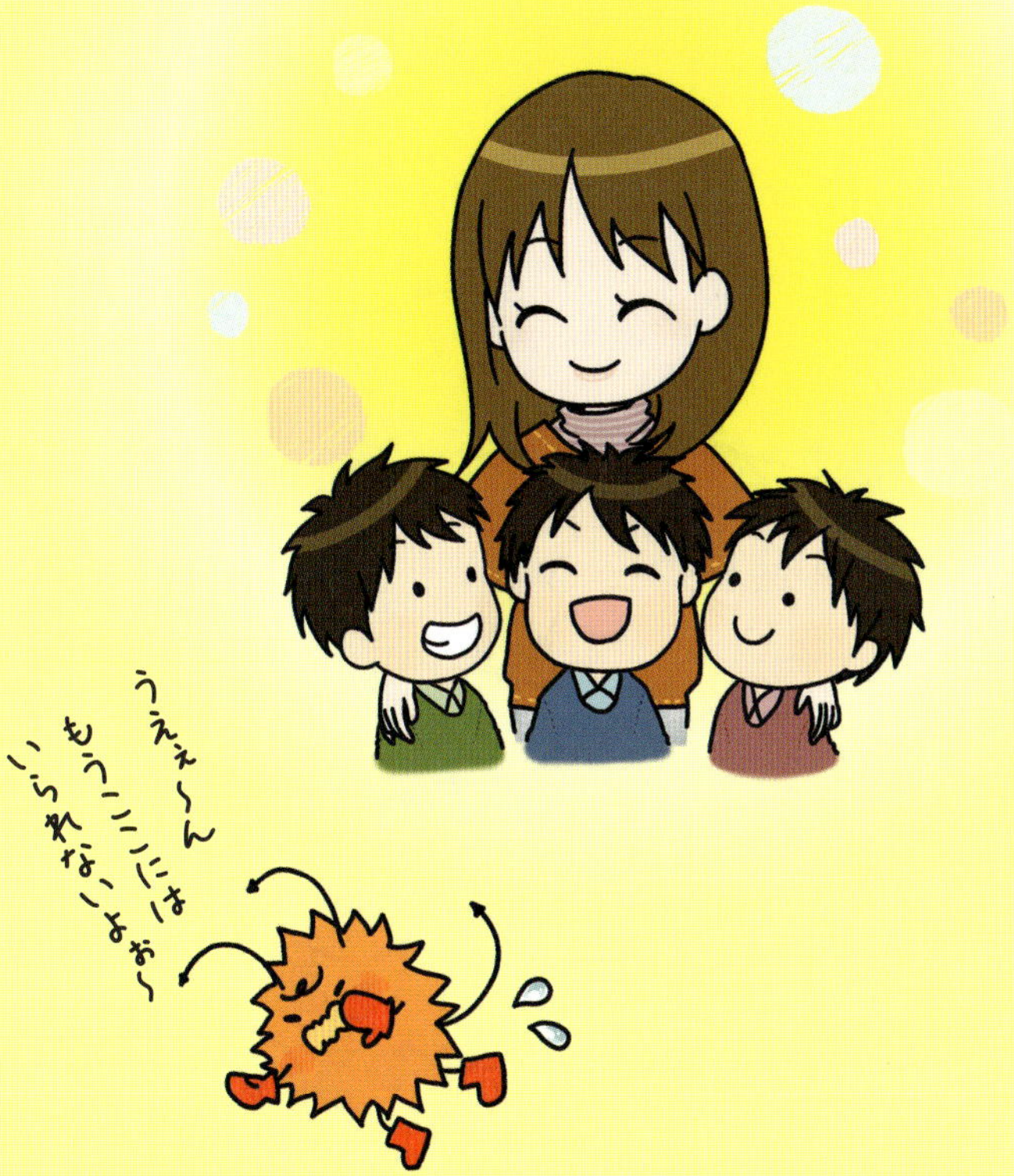

4 自然治《ち》癒《ゆ》力《りょく》を信じる親

子どもがインフルエンザにかかったとき、あなたはどういう対応を取りますか？　ここでは典型的な2人のお母さんを紹介《しょうかい》しましょう。

あるお母さんは、子どもが高熱を出したので、すぐにわが子を病院へ連れて行くと、インフルエンザと診断《しんだん》されました。抗《こう》インフルエンザ薬を内服しても、深夜に40度になったため、救急病院を受診《じゅしん》しました。「すぐには解熱《げねつ》しないので、様子を見てください。明日

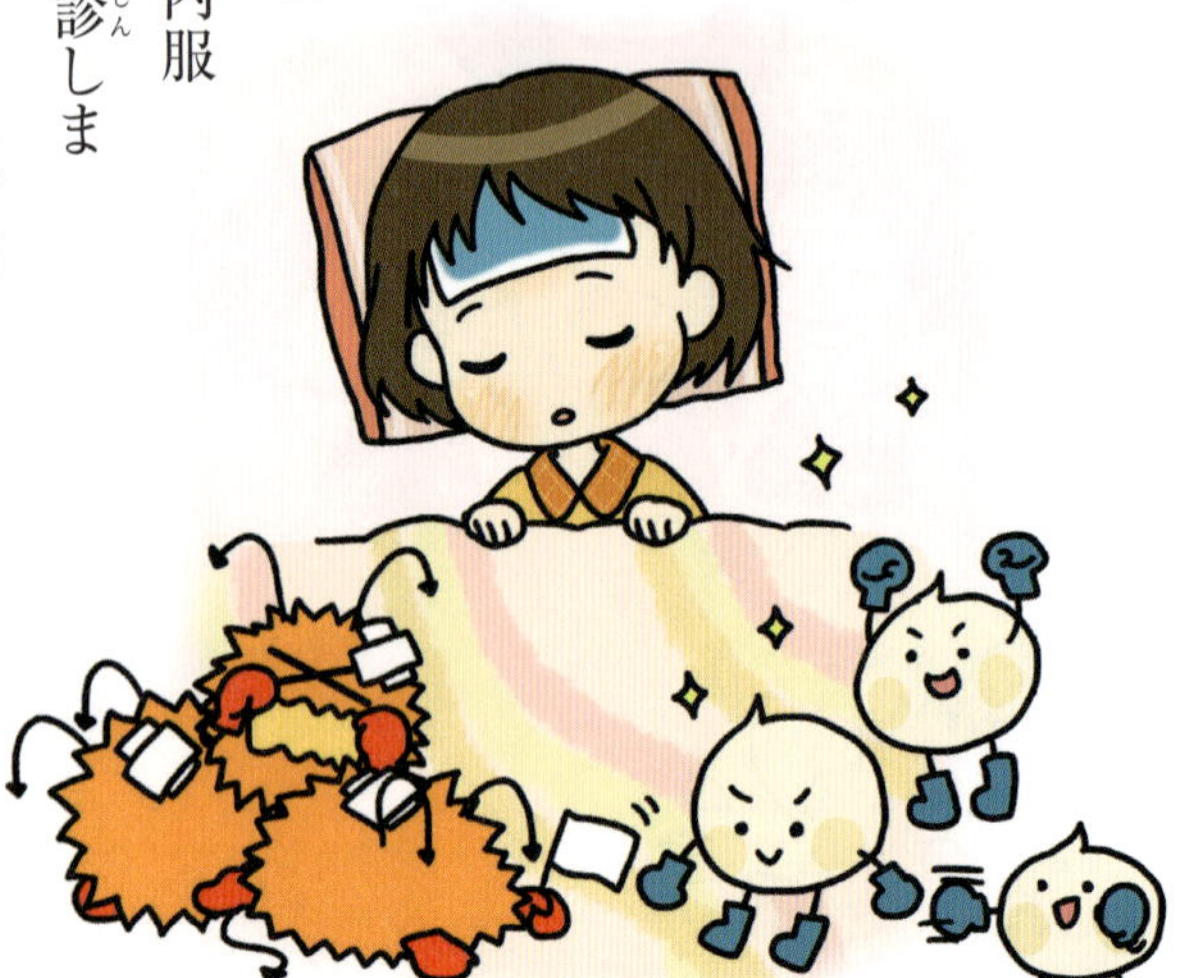

になっても心配なら、かかりつけの病院へ行ってください」と言われて、自宅に帰りました。翌朝、38度5分まで下がりましたが、心配で最初の病院を再び受診しました。2日後には解熱したのですが、咳《せき》がひどくなり、肺炎《はいえん》を心配して病院へ行きます。数日して症状《しょうじょう》がなくなり、お母さんは安心しました。インフルエンザの治療《ちりょう》経過としては、よくあるパターンです。

別のお母さんは、わが子を病院へ連れて行き、「インフルエンザに感染《かんせん》しても、ほとんどの子どもの発熱は5日間ぐらいで自然に治ります。抗インフルエンザ薬を使えば3日以内に解熱するでしょう。解熱しても咳はしばらく続きます」と、かかりつけの小児科医より説明を受けました。お母さんは、人間は自然治癒力《ちゆりょく》を持っていると信じているので、我慢《がまん》強く経過を見ました。医師の診断どおり、3日目には解熱し、数日して咳もおさまりました。結局、受診したのは1回です。

同じような症状の経過であっても、病院を受診した回数が違《ちが》ってきます。何回も受診した子どもの母親は、これからも薬に頼るようになります。一方、1回受診しただけで治った子どもの母親は、子どもが本来持っている自然治癒力をますます信じるようになるでしょう。自然治癒力を信じている人にとっては、薬も相乗効果を現しますが、信じていない人は薬が合うまで病院通いを続けることになるのです。

愚痴《ぐち》・不平・不満・怒《いか》りを持ち続けたら体調が悪くなるでしょう。人間は自分で病気をつくることができるのです。病気をつくる力があるのなら、病気を治す力だって備わっているのです。

自然治癒力は、「自分には病気を治す力がある」「私は神仏の子なのだ」と強く信じることによって、より強く発揮されるようになるはずです。

子どもの
自然治癒力を高めよう

○「私は神仏の子なのだ」と、強く信じることによって自然治癒力は高まってくる。

「人には病気を治す力がある」と
信じよう

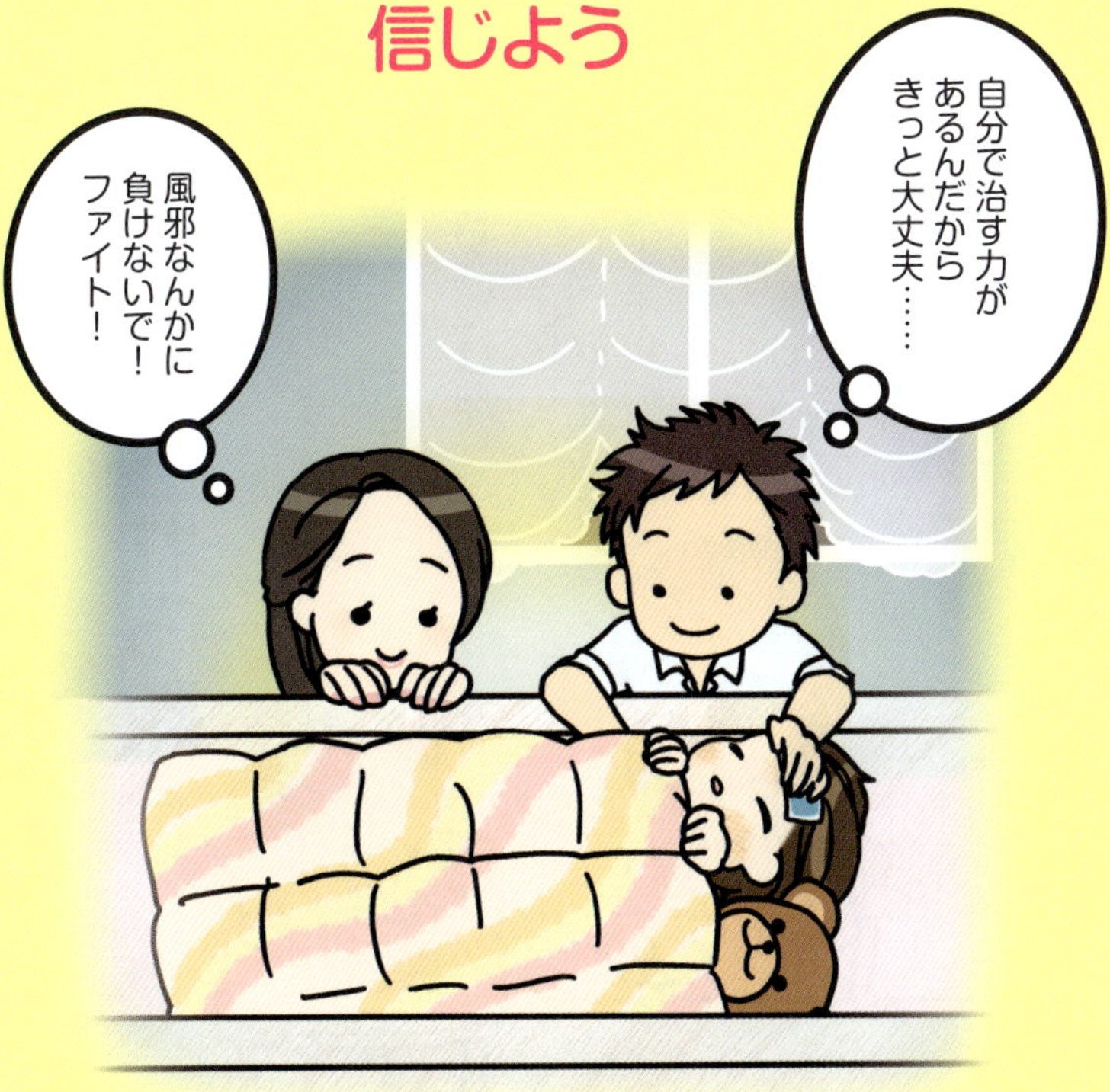
自分で治す力が
あるんだから
きっと大丈夫……
風邪なんかに
負けないで！
ファイト！

5 物事をよい方向に考えられる親

生後6カ月の赤ちゃんが、他の病院でアトピー性皮膚炎《ひふえん》と診断《しんだん》されました。血液検査では卵白だけにアレルギー反応が陽性に出ています。ステロイドの塗《ぬ》り薬は使わず、アレルギー用のミルクに変更《へんこう》され、除去食を勧《すす》められました。卵、米、小麦、牛肉、大豆、豚肉《ぶたにく》、鶏肉《とりにく》をやめて、粟《あわ》、稗《ひえ》、ウサギの肉、シカの肉をアレルギー専門の薬局で購入し、離乳食《りにゅうしょく》として始めたのです。

母親が一番困ったのは、離乳食の献立《こんだて》が難しく、料理

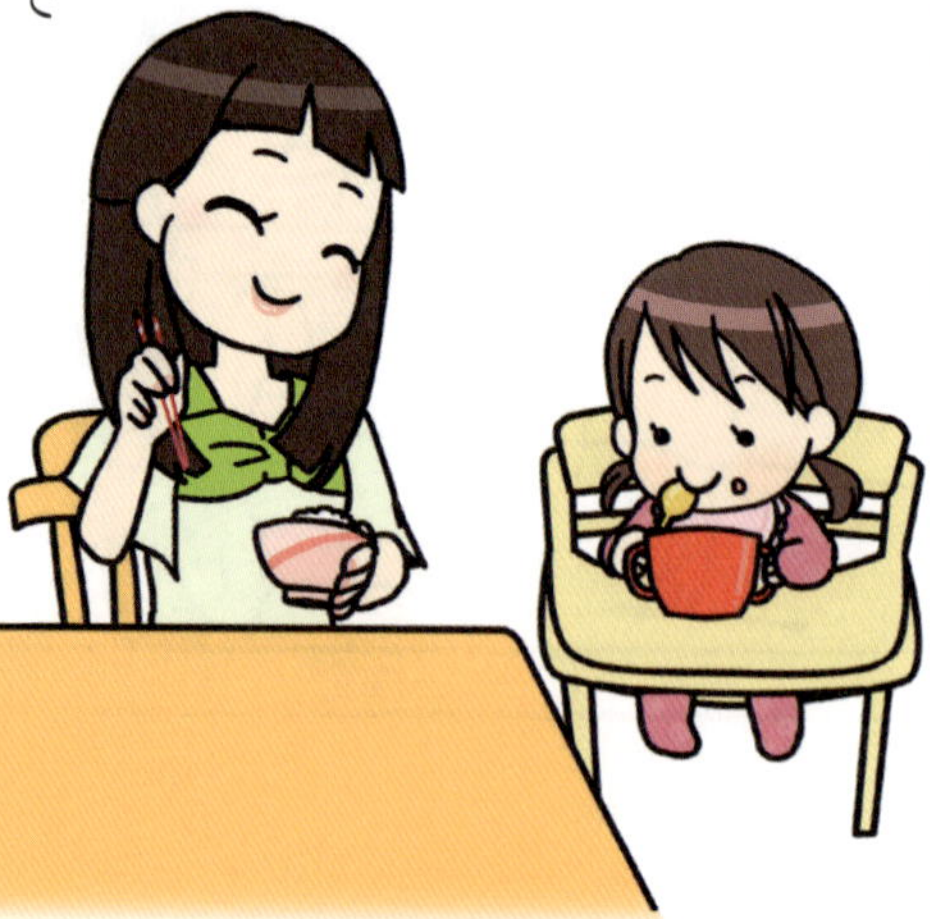

が楽しくなくなったことでした。お姉ちゃんや父親や祖母まで我慢《がまん》して、その子どもと同じメニューの料理を食べることもありました。「おいしくはなかった」と母親は振《ふ》り返《かえ》って感想を述べていました。

生後9カ月になっても皮膚症状《しょうじょう》は改善しないため、小児科を受診《じゅしん》したのです。「除去食をやめてはいけないでしょうか？　この子にはみんなと同じものを食べさせてやりたいのです」。母親の切なる願いを聞いて、「卵以外は何でも食べさせてみましょう」と私はアドバイスし、母親の了解《りょうかい》を得て、ステロイドの塗り薬と保湿剤《ほしつざい》の塗り薬を処方しました。

2週間後、受診した子どもの皮膚は悪くなるどころか、以前より見違《みちが》えるように良くなっているのです。母親もうれしくて、「今までおいしくない離乳食を作ってごめんね」ときれいになったわが子に謝っていました。1歳になって、卵も食べられるようになり、幼稚園に行く頃にはアトピー性皮膚炎は治っていました。

もともと軽いアトピー性皮膚炎だったので、除去食まで必要がなかったのでしょう。母親の「みんなと同じものを食べさせてやりたい」という積極的な思いが、除去食を早く終了させたのだと考えています。

同じ状況《じょうきょう》でも、「この子の皮膚はますます悪くなるに違いない」と考えるのか、それとも、「みんなと同じものを食べて元気に育ってほしい。この子はいずれ、きっと治る」と考えるのか。

よい意味で開き直って、物事をよい方向に考えることのできる親の元で育つ子のほうが、気持ちも前向きになり、その気持ちが丈夫《じょうぶ》な体をつくっていくと思います。

物事をよい方向に考える習慣づけを

○親が前向きな気持ちだと、子どもの体は丈夫になる。

「どうしたらいいの？」

と思いつめるより

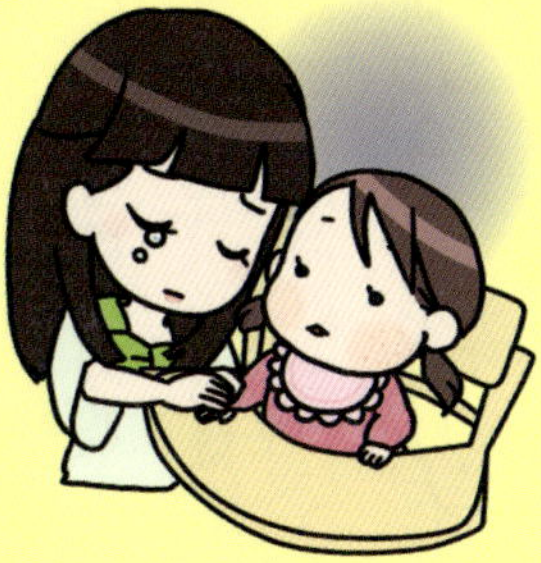

明るい気持ちで
「いつか、きっとよくなる」
と考えてみよう

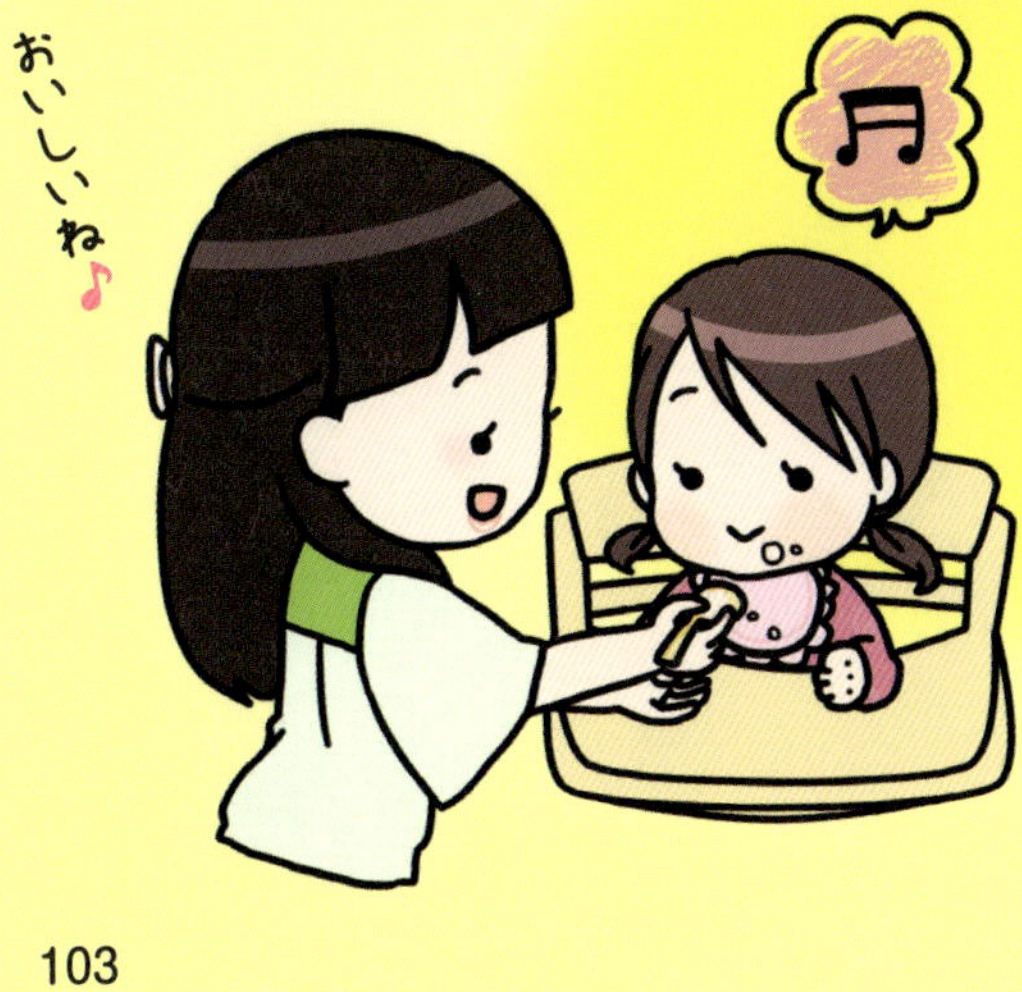

6 「素直さ」「明るさ」「信じる心」がキーワード

病気や怪我《けが》が治りやすい子どもの親の共通点をまとめてみます。

第一に、子どもの病気や症状《しょうじょう》を「からだコトバ」として受け止めていることがあげられます。ほとんどの親御《おやご》さんは、「子どもの病気は、薬で治る」と思っているので、「子どもの病気の原因は、ストレスから来ている」、ましてや、「親のストレスを子どもが受け止めていて、それが体に現れている」などということを言っても、最初はなかなか受け入れられるものではありません。激怒《げきど》して二度と姿を見せない方すらいます。それを受け入れ、聞く耳を持ち、白紙の心で、親子関係や生活などを見直してみる。こうした「素直さ」がとても大切です。

そして、子どもの「からだコトバ」に応じて、子どもへの接し方を変えていく。すなわち、自分の見方や、考え方、やり方を変えていく親です。

次に大切なことは、「明るさ」です。明るくて、笑顔が多く、前向きで積極的な親の元で育つ子どもは、やはり同じように明るくて笑顔が多くなります。明るさと笑顔、これが免疫力《めんえきりょく》を高めます。

私たちも経験があると思いますが、怪我をするときは、心がイラついていたり、くよくよしているときではなかったでしょうか？

さらに「人間は神仏の子なのだ」と、強く信じることによって自然治癒力《ちゆりょく》が高まってきます。「信じる心」が強いと、それに応じて、子どもの体も丈夫《じょうぶ》になっていくことが多いと言えるでしょう。そして、病気や怪我をしにくく、かかったとしても治りやすいのです。

また、この本で何度も述べていますが、「日頃、どういう言葉を使っているか」に気をつけてみましょう。言葉には力があります。くり返し出す言葉によって、本当にそのようになっていくのです。例えば、「自分はダメだ」と言い続けたらどうなるでしょう。その言葉を「自分」が聞き続けることになります。そして「自分はダメだ」という言葉が潜在意識《せんざいい》までしみこんでしまうと、本当に「ダメな自分」が現れてくるのです。言葉の力をよい方向に使うと自己実現できるということが、自己啓発《けいはつ》書などでもよく説かれています。

有名なスポーツ選手が、「自分のことについて書かれた記事をあまり読まない」という話をしていたことがありました。否定的な言葉が、ベストな状態を維持《いじ》するのに、どれほどマイナスの作用を及ぼすのかをよくご存じなのではないでしょうか。

「素直さ」「明るさ」「信じる心」。この3つを頭の片隅《かたすみ》において、明るい笑顔と言葉を使って、子育てをしていきましょう。

言葉には力がある

○明るい言葉を使うことで、子どもの心も体もすくすく育つ。

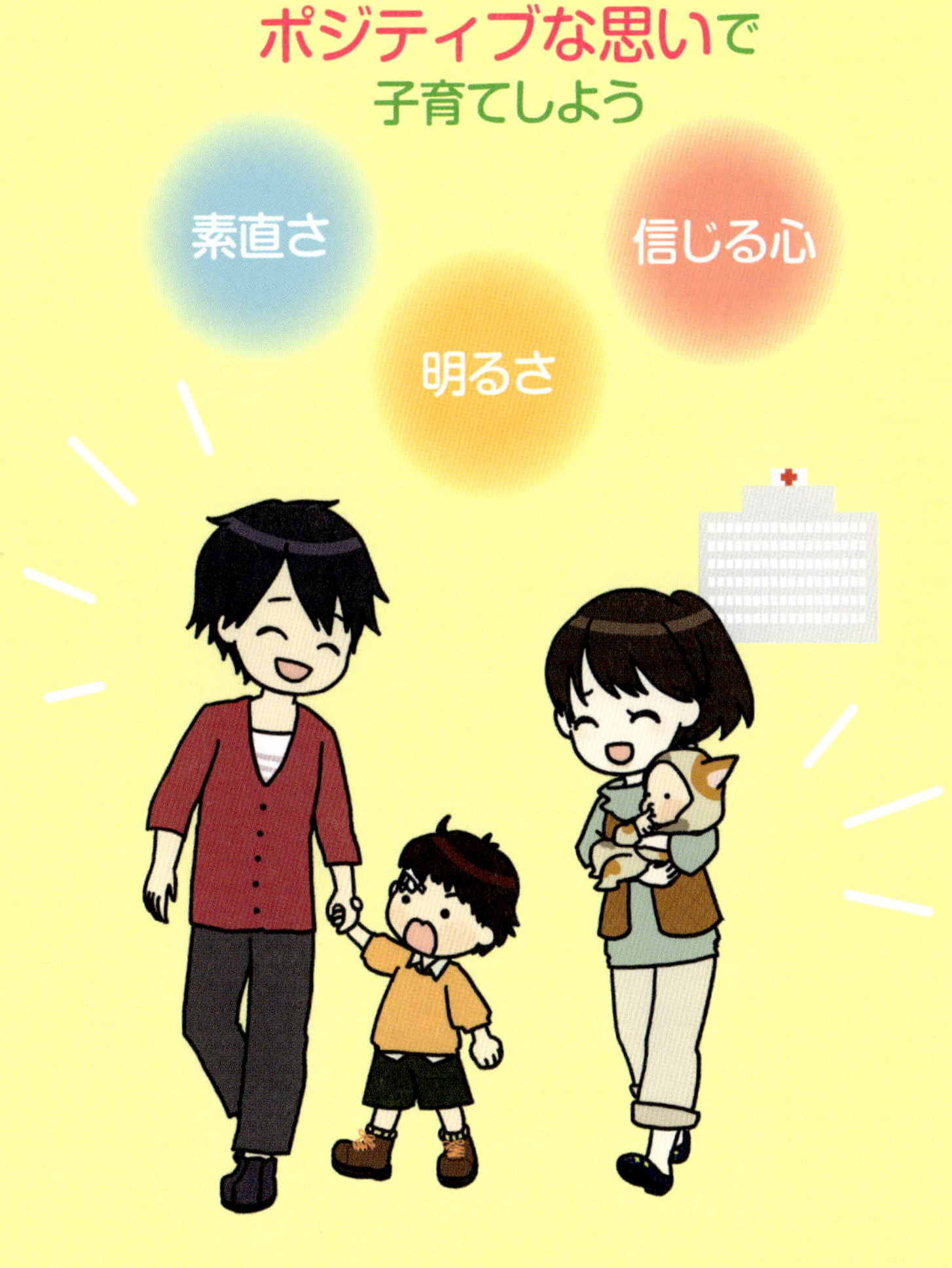
ポジティブな思いで
子育てしよう
素直さ
信じる心
明るさ

「からだコトバ」をきっかけに
子育て上手に

第4章
「からだコトバ」を聴くために必要なこと

1 「からだコトバ」は子育てをやり直すチャンス

子どもは、その子なりの「からだコトバ」を発信しています。幼い子どもほど、「からだコトバ」を使って、心のSOSを表現しますが、年齢《ねんれい》が上がり、青年期になっても、「からだコトバ」を使っている事例がありましたね（52ページ参照）。

「もしかしたら、これは『からだコトバ』かも……」

そう気づいたとき、「これはチャンスだ」と思ってください。

なぜならば、子どものほうから「今のままでは辛《つら》い。このままでは、自分らしい人生を歩めない」というサインを送ってきてくれているのですから。ならば、親として今までのやり方、接し方を改め、方向転換《てんかん》をしていけばいいのです。

小さな子どもの「からだコトバ」は、気がつくと一瞬《いっしゅん》で治ってしまうケースもありました。早ければ早いほど、軽いのです。

子どもが成長してくると、それなりに「からだコトバ」も重くなってきます。幼いときの親への欲求不満が解消されずに育つと、思春期になって不登校や非行などの問題を起こしたり、何とか思春期は乗《の》り越《こ》えたとしても、大人になって家庭を持ったときに、育児がうまくいかず、子育ての悩みとして再浮上《ふじょう》してくることもあります。

極端《きょくたん》な例ですが、虐待《ぎゃくたい》されて育った人が今度は自分の子どもを虐待することもよく知られています。

思春期に悩んだり、葛藤《かっとう》したりすることは、それ自体は悪いことではありません。むしろ、その後の人生の糧《かて》となります。けれども、大切な青春期を、親子の葛藤にほとんど費やすようなことになってしまっては、もったいないような気がしてなりません。葛藤しているエネルギーを、自分の夢《ゆめ》に向かって歩むことへのエネルギーに使ったほうが、親子どちらも幸せだと思うのです。

ですから、「からだコトバ」を発見したら、早めに対処してあげるとよいと思います。かといって、「すぐに治さなければ」と焦《あせ》ることはないのです。「回復するには、葛藤したのと同じくらいの時間がかかるかもしれない」というくらい、気長に構えていいのではないでしょうか。子育てに、焦りは禁物《きんもつ》です。焦らないほうが、かえって早く良くなるのではないかと思います。

たとえ思春期であっても、わが子の「からだコトバ」を発見したら、それはそれで「これはラッキーなことだ」と喜びましょう。もし、そうでなかったら、子どもが30代、40代になってから「からだコトバ」が出てくる可能性だってあるのですから。親の手元にいるうちに、解消させてあげたほうが、うんと幸せだと思います。

いずれにせよ、「からだコトバ」は、子育てをやり直すチャンスなのです。

「からだコトバ」は子育てをやり直すチャンス

○「からだコトバ」に気づいたら、早めに対処してあげる。ただし、焦りは禁物。

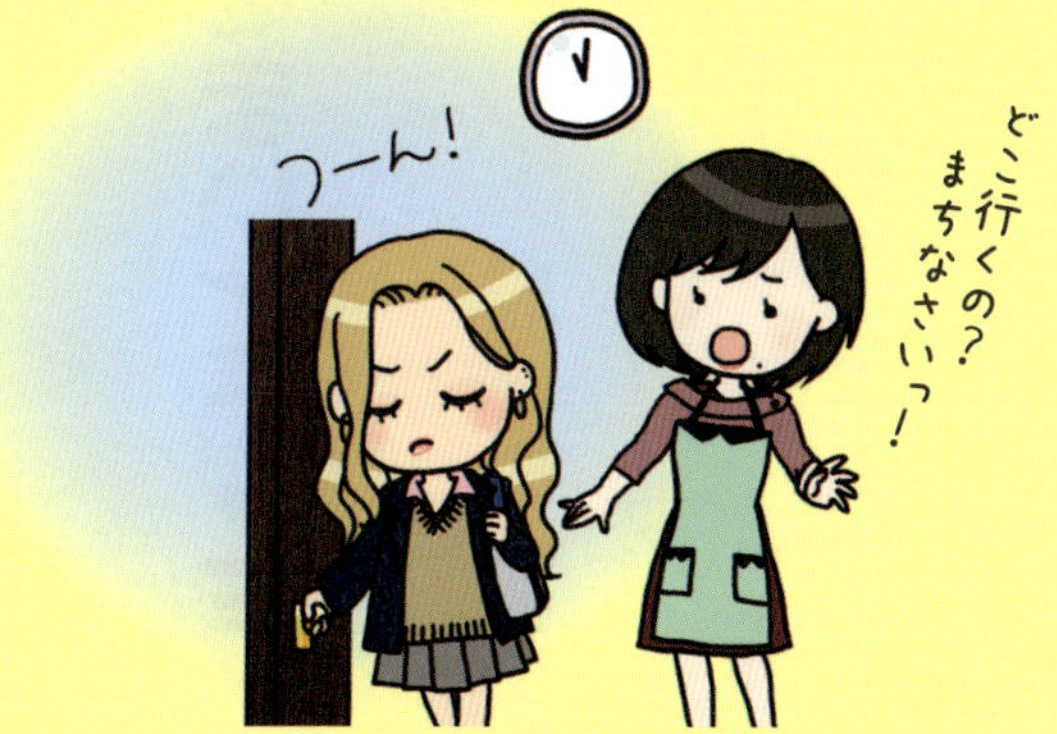

つーん！
どこ行くの？
まちなさいっ！

子どもとしっかり向き合おう

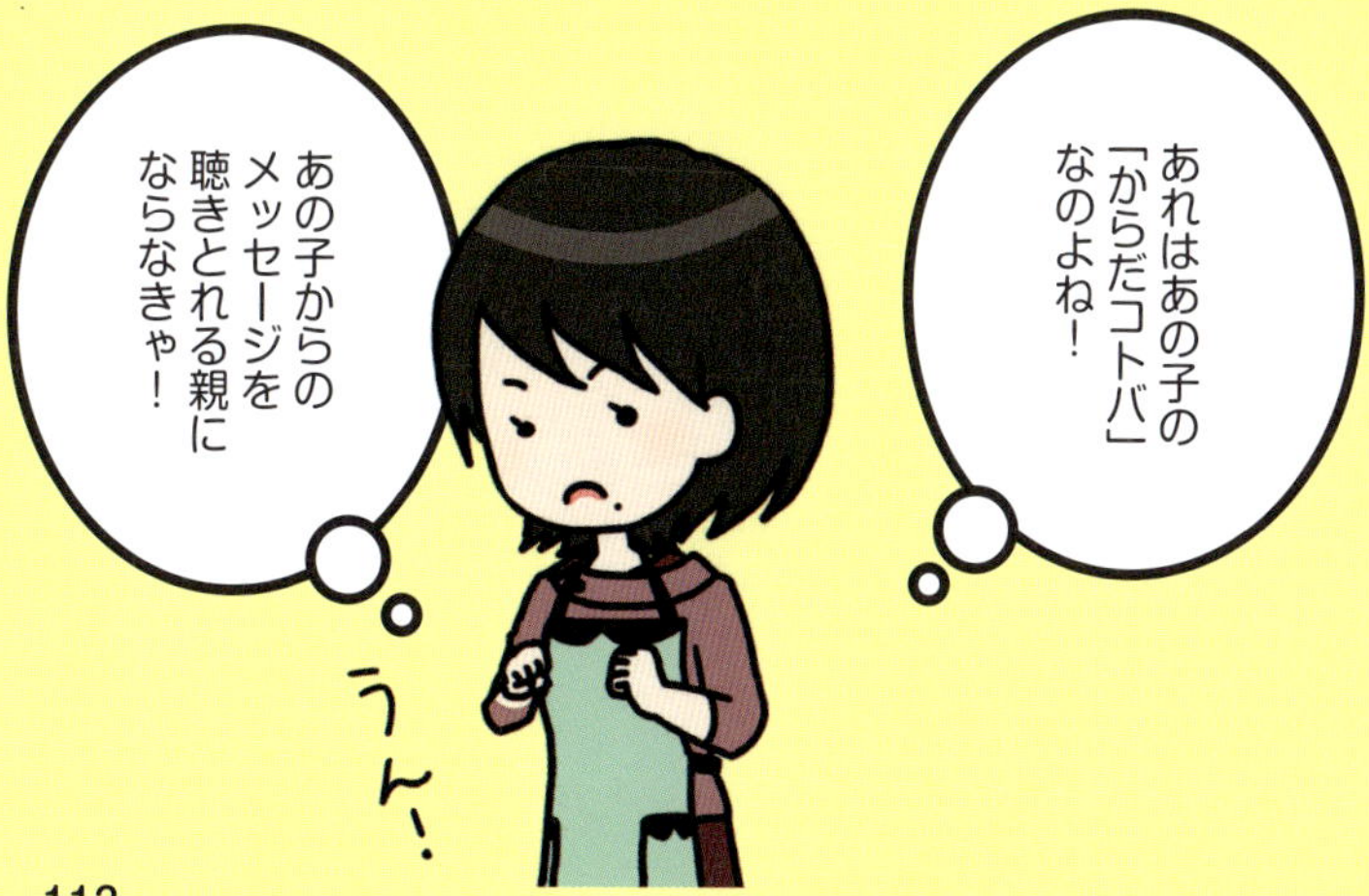

あれはあの子の「からだコトバ」なのよね！
あの子からのメッセージを聴きとれる親にならなきゃ！
うん！

2 よい種をまいていこう

『子どもが育つ魔法の言葉』（ドロシー・ロー・ノルト、レイチャル・ハリス著・石井千春訳・PHP研究所）から、詩「子は親の鏡」を紹介《しょうかい》します。家庭教育に生涯《しょうがい》を捧《ささ》げるドロシー・ロー・ノルトが1954年に発表してから、37カ国に広がり世界中の人々に読まれてきた詩です。

詩「子は親の鏡」

けなされて育つと、子どもは、人をけなすようになる
とげとげした家庭で育つと、子どもは、乱暴《らんぼう》になる

不安な気持ちで育てると、子どもも不安になる
「かわいそうな子だ」と言って育てると、子どもは、みじめな気持ちになる
子どもを馬鹿にすると、引《ひ》っ込《こ》みじあんな子になる
親が他人を羨《うらや》んでばかりいると、子どもも人を羨むようになる
叱《しか》りつけてばかりいると、
子どもは「自分は悪い子なんだ」と思ってしまう
励《はげ》ましてあげれば、子どもは、自信を持つようになる
広い心で接すれば、キレる子にはならない
誉《ほ》めてあげれば、子どもは、明るい子に育つ
愛してあげれば、子どもは、人を愛することを学ぶ
認めてあげれば、子どもは、自分が好きになる
見つめてあげれば、子どもは、頑張《がんば》り屋になる
分かち合うことを教えれば、子どもは、思いやりを学ぶ

親が正直であれば、子どもは、正直であることの大切さを知る
子どもに公平であれば、子どもは、正義感のある子に育つ
やさしく、思いやりを持って育てれば、子どもは、やさしい子に育つ
守ってあげれば、子どもは、強い子に育つ
和気あいあいとした家庭で育てば、
子どもは、この世の中はいいところだと思えるようになる

「子どもは常に親から学んでいる」ということを、この本のなかでドロシーは強調しています。

この詩が世界中の人々に感動を与えているわけは、この詩全体が「原因・結果の法則」で書かれているからではないかと私は気づきました。すなわち「悪いことをしたら、悪いことが起きる。よいことをしたら、よいことが起きる」

という教えが詩の根底に流れているのです。

この教えは、仏教では「縁起《えんぎ》の理法《りほう》」と言われているものです。また、キリスト教では、「まいた種は刈《か》り取《と》らねばならぬ」という教えです。

現実の世界を見ると、よいことをしても辛《つら》い一生を終える方がいたり、悪いことをして贅沢《ぜいたく》な生き方をしている方もいます。「原因・結果の法則」が真実か否かと疑問に思う方もいるでしょう。

仏教の教えを現代的に解釈すると、「人間は魂《たましい》が本体《ほんたい》であって、魂修行のためにこの世とあの世をくり返し転生《てんしょう》している。あの世には天国と地獄《じごく》があり、この世で生きているときによいことをすれば天国に行き、悪いことをすれば地獄に行ってしばらく反省《はんせい》することになっている」と言えます。

「悪いことをしたら、悪いことが起きる。よいことをしたら、よいことが起きる」という「原因・結果の法則」は、この世だけを見たら、成り立っていないように見えるかもしれませんが、この世とあの世を通じてみれば成り立っているのです。

「原因・結果の法則」をふまえて書かれたこの詩が、曲げることのできない真理であるからこそ、世界中の人々に愛され続けているのだと私は思います。

「原因・結果の法則」は、誰《だれ》も逃《のが》れることはできません。そうであるならば、「毎日、よい種をまいていこう」と、親が親としての努力を積み重ねていけばよいのです。

では、どういう努力が必要なのでしょうか。次節からお話ししていきます。

よい種をまいていこう

○よい種をまけばよい実がなる。＝「原因・結果の法則」
○「原因・結果の法則」は、誰もが決して逃れることはできない。

よい種をまく努力を積み重ねていこう

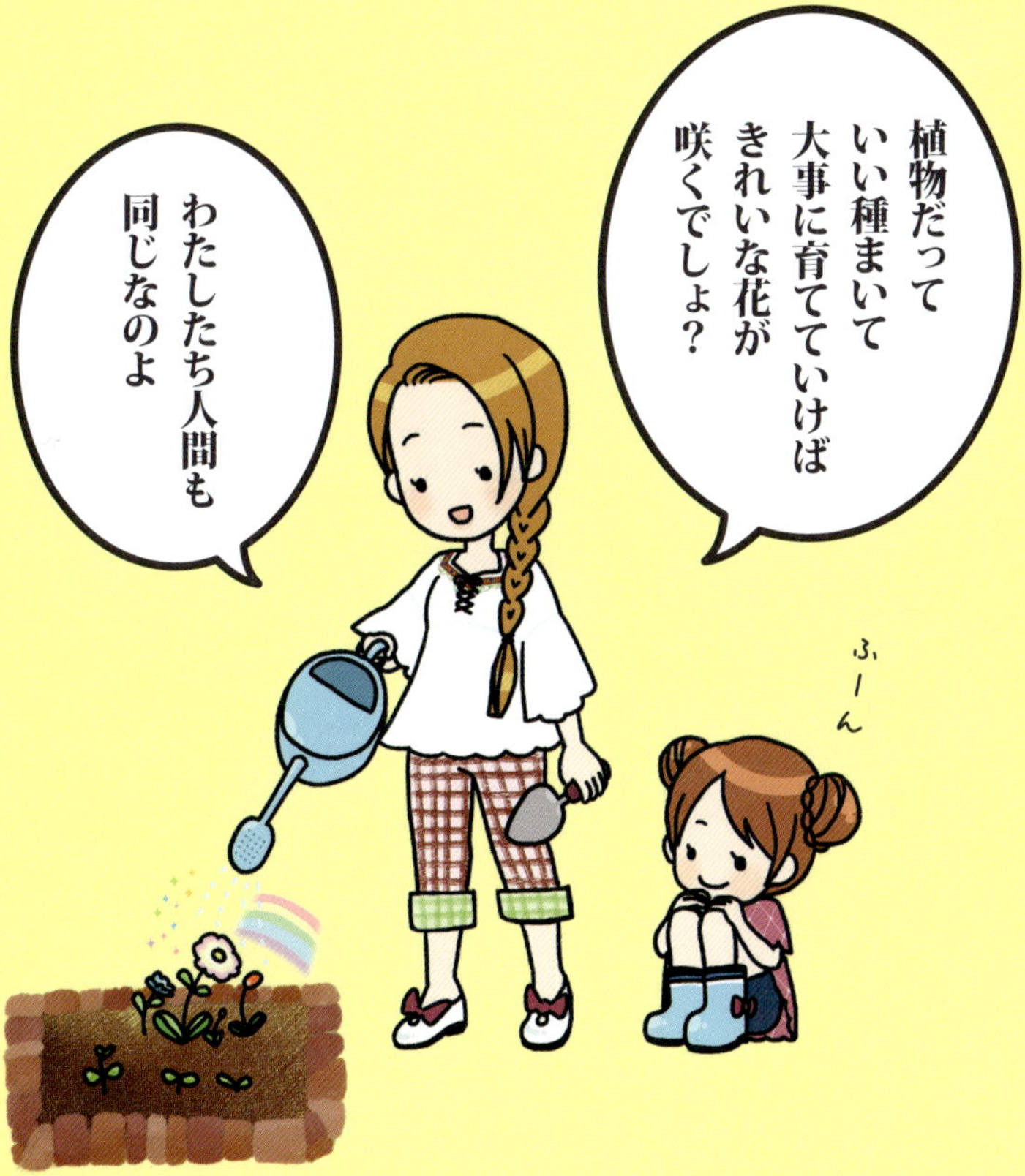
植物だって いい種まいて 大事に育てていけば きれいな花が 咲くでしょ？
わたしたち人間も 同じなのよ
ふーん

3 与えられたものに感謝しよう

大人でも子どもでも、欲しいものが手に入らないと苦しみになることがあります。子どもの場合、例えば、両親からもっと愛してほしいと願っているのに思いがかなえられず、身長が止まったり、拒食症《きょしょくしょう》に進んだりしたケースがありました。

これは、大人である母親も同じかもしれません。一生懸命《いっしょうけんめい》に子どもを育てているのに、子どもが思いどおりに育たないと、「夫や姑《しゅうとめ》から、母親である私の育て方が悪いと責められた」という経験を、多くの方が持っていると思います。

私が今まで出会ったお母さんたちは、ほとんどすべてと言っていいほど、本当に頑張《がんば》っています。例えば、お母さんがインフルエンザなどにかかってしまい、それで家事育児をまかされたことのあるお父さんならば、お母さんの仕事がどれほど大変なのか、わかっているはずです。

けれども、日頃の苦労は、なかなかほめてもらえないものです。そして、できているところはほめてもらえず、できないところのみをきつく指摘《してき》される。これは本当に辛《つら》いですね。

「自分は、こんなに頑張っているのに、周りの人の評価が低い」「扱《あつか》われ方が悪い」と思っても仕方のないところは確かにありますが、でも、こういうふうに思い続けて幸せになることはありません。

欲を言えば、きりがありません。「うちにもっとお金があったら」「もっと夫が優《やさ》しかったら」「もっと私をほめてくれたら」など、思い続けても、子育てがうまくいくようになるわけでもないし、何よりあなたの心が幸福で満たされないのです。

「人からもっと認められたい」「他人からもらうことで幸福になれる」という考

え方をやめて、自分が与えられているものを発見し、子どもや夫や姑の素晴らしいところを探してみましょう。

「住む家がある」「かわいい子どもがいる」「家族団らんの楽しい時間がある」など、小さなことから見つけてみてください。

そうすれば自然と、与えられていることに感謝ができるようになります。感謝することから出発すると、お返しの子育てになっていきます。お返しの人生においては、不幸になる道はありません。そして、不思議なことに、感謝できるようになると、他の人から認めてもらえるようにもなるのです。

いずれにせよ、お母さんとして一生懸命頑張ったごほうびは、何年後か、何十年後かにきっと来るはずです。それを楽しみに頑張っていきましょう。

与えられたものに感謝しよう

○「他人からもっと認められたい」という思いを捨てると、幸せになれる。

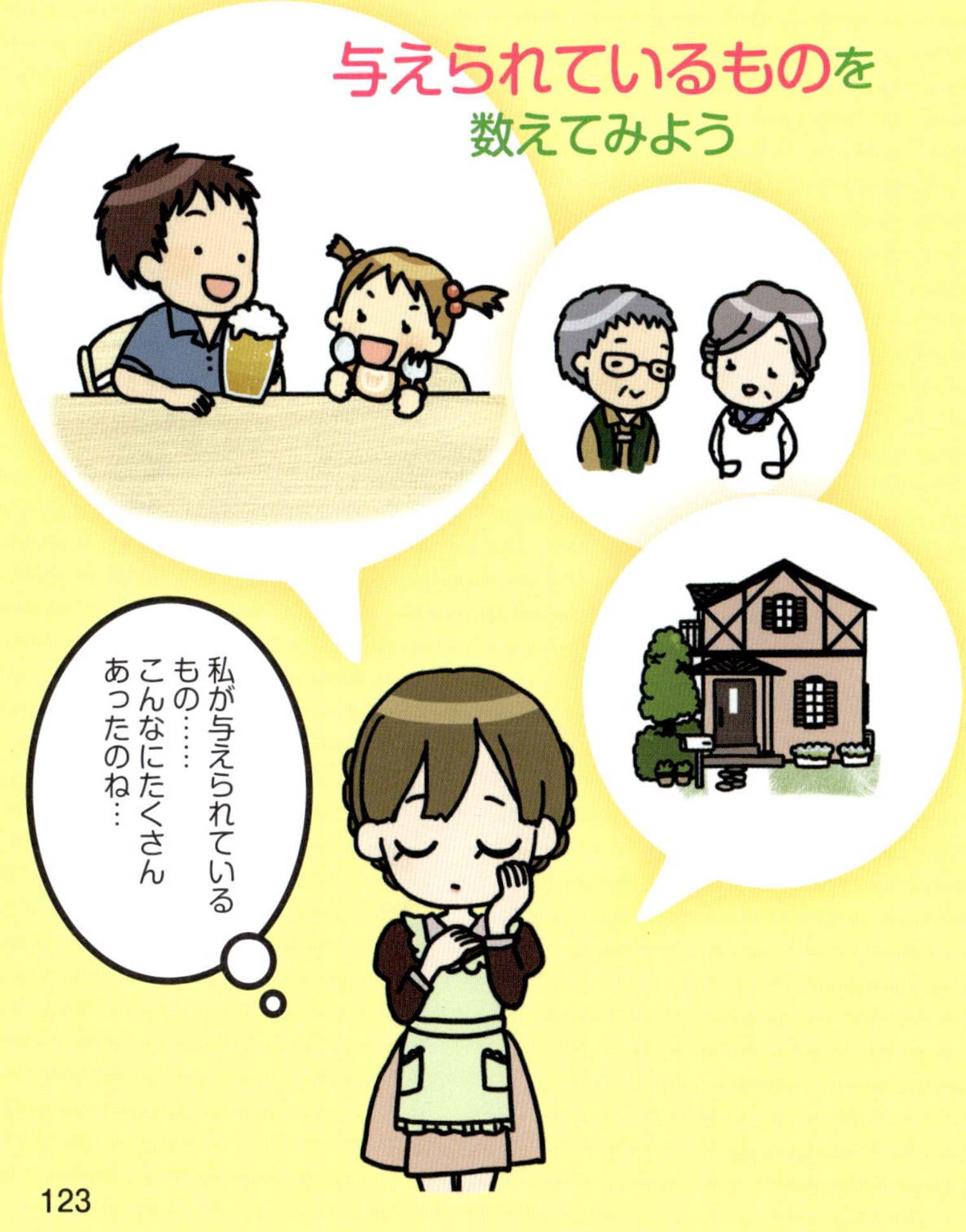
与えられているものを
数えてみよう
私が与えられているもの……
こんなにたくさんあったのね…

4 「笑顔」と「祝福の心」を大切にしよう

「もっとこうしてほしいという苦しみ」は、今、現在だけに限りません。自分の過去についても同様です。「親がこうしてくれたら、私はもっと輝《かがや》いた人生を送れたのに」などと思っても何も始まりません。

親にしてもらったことを、一つひとつ思い出してみましょう。最初はうまくいかないかもしれません。でも、くり返し、くり返し思い出しているうちに、子どもの頃の幸福感に満ちた自分の姿や、そのときの感情が心の内によみがえり、感謝の心がわいてきます。感謝の心がわいた分だけ、自分も幸福になり、明るい笑顔を取り戻《もど》すことができます。

第3章で紹介した三つ子のお母さんのように、笑顔はとても大切です。

お母さんと子どもは合わせ鏡なのです。
お母さんの笑顔は、子どもに喜びの心を宿します。
お母さんが涙《なみだ》を流すと、子どもに愛の心が芽生《めば》えます。
お母さんの正しい言葉は、子どもに正しさを教えます。
お母さんの優《やさ》しい言葉は、優しい子どもに育てます。

また、複数のお子さんがいるご家庭においては、子どもは、自分に与えられた親の愛の量を、他のきょうだいと比較《ひかく》します。これは、「比較するな」というほうが難しいのです。きょうだい間での扱《あつか》われ方の違《ちが》いを学ぶことが、社会に出てからの人間関係を築いていく勉強にもなっています。ただ問題なのは、その違いによって過剰《かじょう》な嫉妬心《しっとしん》を持ち、それがきょうだいげんかになったり、「からだコトバ」として症状《しょうじょう》が現れたりすることなのです。

では、どうすれば子どもたちに嫉妬心を持たせずに、育てていけるのでしょうか。それは家庭を祝福の心で満たしていくことです。だれかが成功すれば、だれかが面白くないような家庭にしてはいけません。家族のだれかが成功すれば、みんなで喜べるようにしていくのです。

例えば、お兄ちゃんが運動会で1番になったら、弟に「立派なお兄ちゃんを持つことは、あなたにとっても素晴らしいことなんだよ。そしてあなたも頑張《がんば》っていたよね。一生懸命《いっしょうけんめい》やるところがかっこよかったよ」とほめてやります。妹がテストで100点を取ったら、「お姉ちゃんがいつも教えてくれるからだよ。ありがとう」とお姉ちゃんもほめてあげたらいいのです。

祝福の心をいつも忘れずに、子どもを愛し育ててください。祝福の心を持った子どもは、今度は学校で友だちを祝福していくようになるのです。そうして祝福の心が広がっていくのです。

「笑顔」と「祝福の心」を大切にしよう

◯お母さんと子どもは合わせ鏡。
◯家庭を祝福の心で満たしていけば、祝福の心を持った子どもに育つ。

家族のだれかの成功を
みんなで喜ぼう

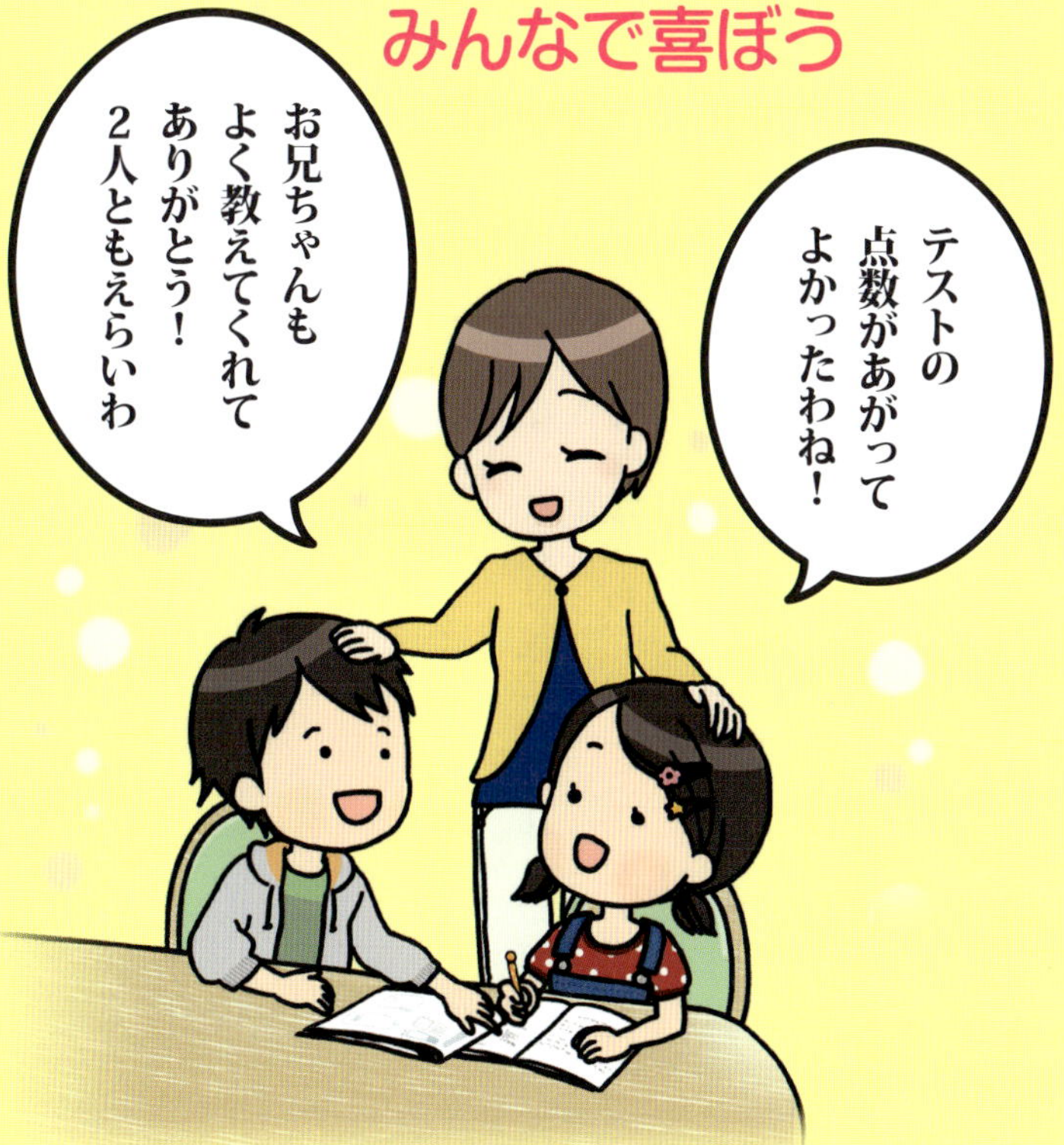
テストの点数があがってよかったわね！
お兄ちゃんもよく教えてくれてありがとう！2人ともえらいわ

5 わからないことは素直に聞いてみよう

保育士や学校の教師を除けば、初めての子育てについては、ほとんどの人が素人《しろうと》です。子どもができたからといって、いきなり賢《かしこ》い母親にはなれないのが普通《ふつう》です。学校では子育てについて教えてくれませんから、たとえ学歴の高い女性であっても、子育てが上手《じょうず》だとは限りません。

最初の子育ては、知識も経験もないため、何か問題が出てくれば、すぐに小児科を受診《じゅしん》する方が多いでしょう。その後、受診をくり返すたびに、だんだんとお母さんは賢くなっていくものです。子育ての知恵がついてくると、子どもの病気や怪我《けが》を予防し、適切に対処できるようになります。

知っていれば何でもないことでも、知らないために悩《なや》んでしまいます。

例えば、こんな方がいました。赤ちゃんが退院して1カ月経っても鼻がフガフガいっています。「こんな小さな赤ちゃんでも、蓄膿症《ちくのうしょう》になっているかもしれない」と、おばあちゃんや夫が心配して病院へ連れて行くように勧めます。何日も悩んだ末に小児科に行くと、「生後数カ月は、赤ちゃんの鼻やのどがフガフガいうものです。心配いりませんよ」。

小児科医の一言で悩みは消えました。次の赤ちゃんの子育てでは、もう悩むこともないでしょう。子育ての知識は、学校では教えてくれないので、知らないことは恥《はじ》ではありません。専門家にどんどん聞くのがよいでしょう。ポイントは、素直に聞いてみることです。

そして、聞く相手もよく選びましょう。その分野で、ちゃんとやり遂《と》げた体験のある方ならば、きっといろいろな知恵があるはずです。子どもの病気に関しては小児科医が専門家ですが、育児や離乳食《りにゅうしょく》については、おばあちゃんのほ

うがよく知っています。私はときどき離乳食について質問されることがありま
す。正直言って、離乳食を作ったことがないのでわからないのです。でも、お
母さん方は、小児科医なら何でも知っているだろうと思っているようです。

いくら昔と今は子育ての方法が違《ちが》うといっても、「丈夫《じょうぶ》な体をつくる」ことに関してはそれほどの違いはないでしょう。しつけや子どもを健康に育てることなど、今も昔も変わらないことに関しては、おばあちゃんの知恵を馬鹿にしてはいけませんよ。素直に聞く耳を持っていれば、若いお母さんにいくらでも教えてくれます。わからなければ納得するまで質問ができるし、どのような育て方をすれば、子どもは10年後、20年後にどのように成長するのか、長期的な育児効果を知っています。

ベテランの知恵を頼ってみてはいかがですか？

わからないことは素直に聞いてみよう

○わからないことは恥ではない。
○育児効果をよく知っているベテランの知恵は頼りになる。

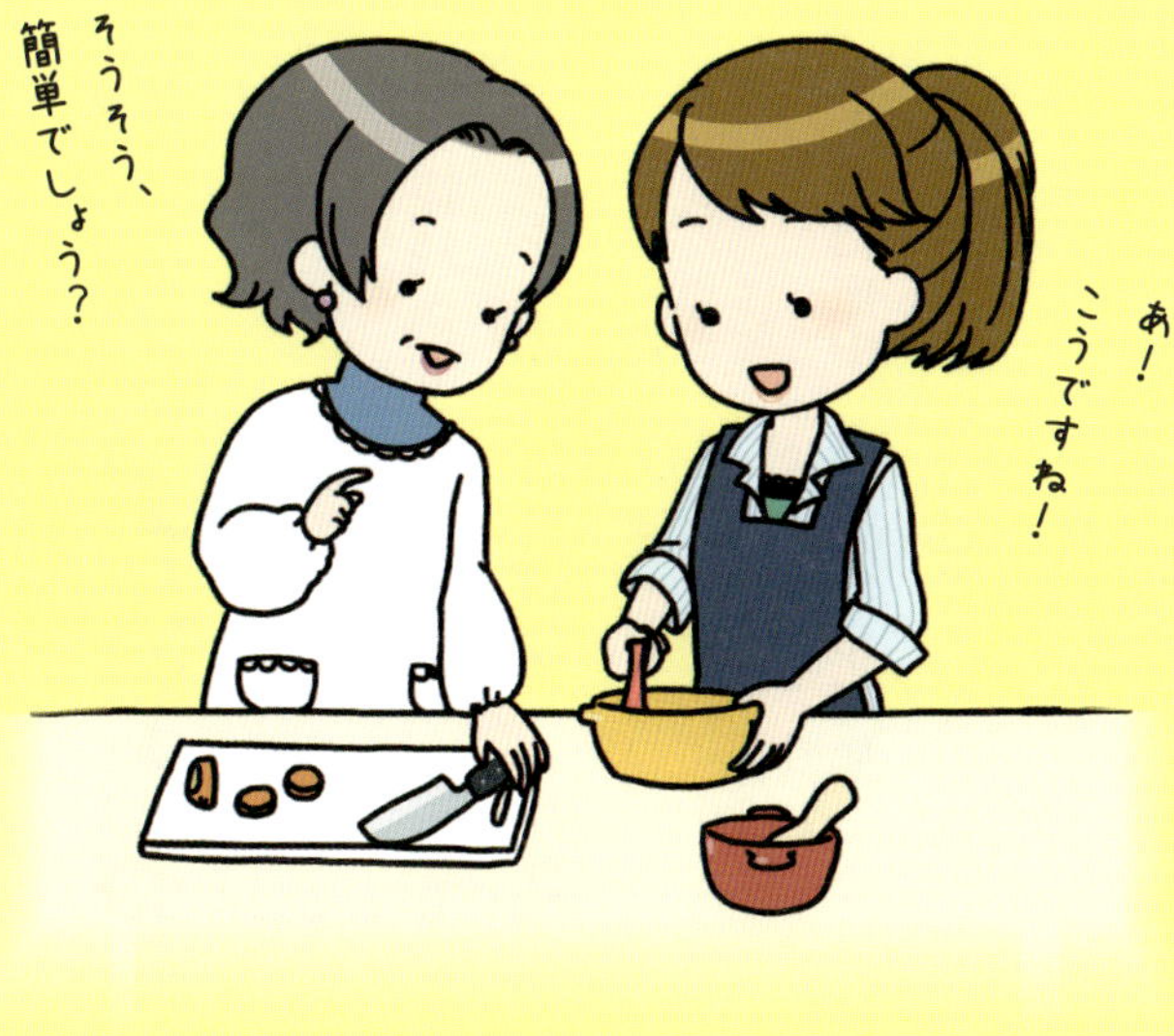

おばあちゃんにどんどん
聞いてみよう

6 失敗したら、教訓をつかみとろう

ある意味では、子育ては失敗の連続かもしれません。しかし、失敗体験は、貴重な財産なのです。失敗から教訓をつかみ取ればよいのです。失敗は恥《はじ》ではありません。「失敗は成功の母」と言うではありませんか。

7カ月の赤ちゃんが、高熱のために痙攣《けいれん》して救急車で搬送《はんそう》されてきたことがありました。病院に到着したときは、痙攣もおさまっていましたが、口の中から出血しているのです。まだ歯が生《は》えていないので、舌を噛《か》んだはずはありません。母親が、赤ちゃんが舌を噛んだらいけないと口をこじあけ、なかに指を突《つ》っ込《こ》んだと言います。そのとき、母親の長く伸ばした爪《つめ》が、赤ちゃんの喉《のど》を深くえぐったのです。母親は、自分が正しいと思って行った処置が子どもを傷つけたことを悔《く》やんだのでしょう。それ以後、爪を切って子育てをしたのでした。

子育ては、反省するたびに知恵となり、そして賢《かしこ》い母親になっていきます。人は自分の知っていることについては失敗しないものです。知らないから、大したことでもないのに心配して救急車を呼んだり、間違《まちが》った知識で除去食を続けたりするのです。

では、子育ての知恵を得るにはどうしたらよいでしょうか。まずは、本を読むという方法があります。書店に行けば育児書をいつでもすぐに手に入れることができます。また、インターネットにアクセスするという方法もあります。ただ、インターネットは非常に便利な反面、どの育児情報を取ればよいのか困ってしまいます。情報の洪水《こうずい》のなかから、いかに有益な情報をピックアップしていくか。今後、育児に限らず、インターネットとのつきあい方をよく考えていかなくてはならないでしょう。

インターネットは便利ですが、やはり人と会って話をすることは大切だと私は考えています。

こんなお母さんがいました。赤ちゃんが生まれてから1カ月健診までの間、外出したり、人に会ったりする余裕《よゆう》がないため、インターネットを頼りにしていたそうです。インターネット上にある子育て情報は、参考になるところもたくさんあったそうですが、不安をあおる内容も多かったと言います。外出できるようになり、先輩《せんぱい》ママと会うようになって初めて、子育ての不安が取れたそうです。

簡単に情報が手に入る世の中になったからこそ、「人と会って話をする」ことの大切さを再認識しました。

失敗したら
教訓をつかみとろう

◯失敗は成功の母。失敗体験は人生において貴重な財産になる。
◯不安材料ばかりが集まるような、情報の取り方には気をつける。
　人と会って話をすることが大切。

失敗するたびに
賢い母親になろう

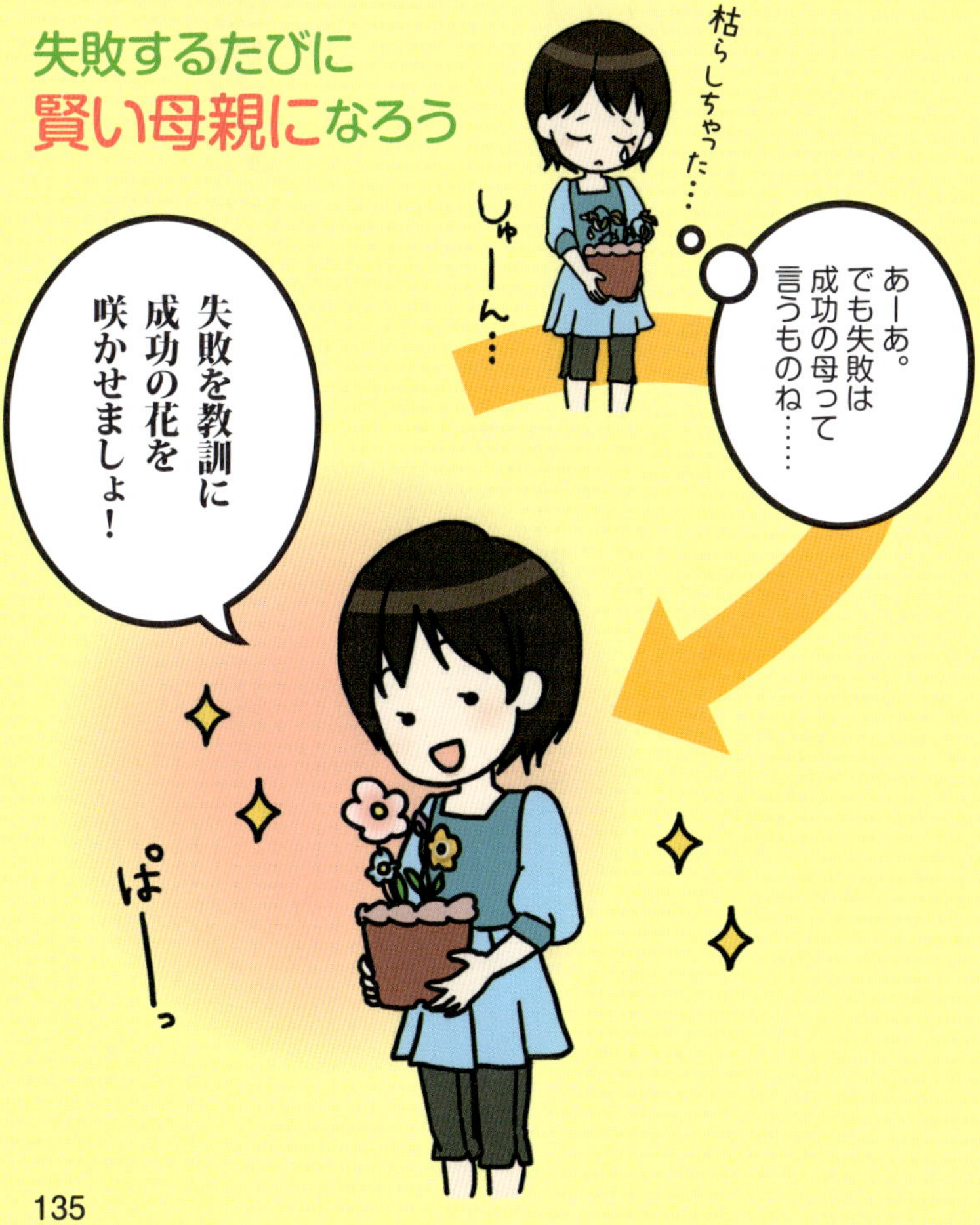
枯らしちゃった…
しゅーん…
あーあ。でも失敗は成功の母って言うものね……
失敗を教訓に成功の花を咲かせましょ!
ぱーっ

7 いざというときは母親の直感力が頼りになる

母親の直感力を侮《あなど》ってはなりません。ものを言えない小さな赤ちゃんの感染症《かんせんしょう》を早期発見するためには、そばにいる大人が「なんとなくおかしい」と感じることが大切です。発熱や痙攣《けいれん》の症状《しょうじょう》が出てから診断《しんだん》するのは、難しいことではありません。しかし、肺炎《はいえん》や髄膜炎《ずいまくえん》などの病気が進んでいることもあります。早く見つければ、早く良くなります。あるいは、入院する前の段階で、治してしまうこともできるのです。

例えば、なんとなくミルクの飲み方がいつもと違《ちが》って時間がかかる。気のせいかなんとなく元気がないように見える。このようなサインは、いつも赤ちゃんのそばにいるお母さんにしかわからないものです。赤ちゃんのいつもの状態や癖《くせ》を知っているお母さんだからこそ、赤ちゃんの普段《ふだん》の行動パターンからはずれた動きをしたときに、「なんとなくおかしい」と感じるのです。ベテランの小児科医であっても、わずかな時間の診察《しんさつ》で見抜《みぬ》くことは難しいものです。

3歳の女の子がお菓子《かし》を食べてから急に咳《せ》き込《こ》んだため、小児科を受診《じゅしん》しに来ました。発熱はありません。小児科外来ではよく見られる症状です。咳止めの薬を処方していたときです。「先生、いつもの咳と違います。だいじょうぶですか？」。母親のあまりの真剣《しんけん》さに圧倒《あっとう》されました。あらためて胸部レントゲン写真を撮《と》ると、異常が見つかりました。食べ残したお菓子をよく見ると、ピーナッツが入っていることがわかりました。

診断は、ピーナッツによる誤嚥性肺炎《ごえんせいはいえん》です。気管支ファイバーでピーナッツを取り出して一件落着。お母さんの直感力には脱帽《だつぼう》です。

先ほど、「人から話を聞く」「正しい情報を集める」ことの大切さをお話ししましたが、いざというときには、わが子のことを一番よく知っているあなたの直感力がとても頼りになるのです。心配症の母親は、育児書に書かれている内容に振《ふ》り回されたり、わが子を十分に知らない人の意見を聴《き》いて悩《なや》んでいます。逆に言えば、赤ちゃんに軽い風邪《かぜ》の症状があっても、いつもと変わりがないのであれば、慌《あわ》てて夜間に救急外来を受診しなくてもだいじょうぶです。「なんとなくおかしい」と感じることと、症状があればすぐに病院へ連れて行くこととは違います。わが子に関心を持ち続けて育てているお母さんの直感力を、もっと信じていいと思います。

いざというときは母親の直感力が頼りになる

◯お母さんが「なんとなくおかしい」と感じることは、医療の現場で大切な判断材料になる。
◯感染症を早く発見するには、母親の直感が大事。

わが子に関心を持ち続けて育てている
お母さんの直感力を
信じてみよう

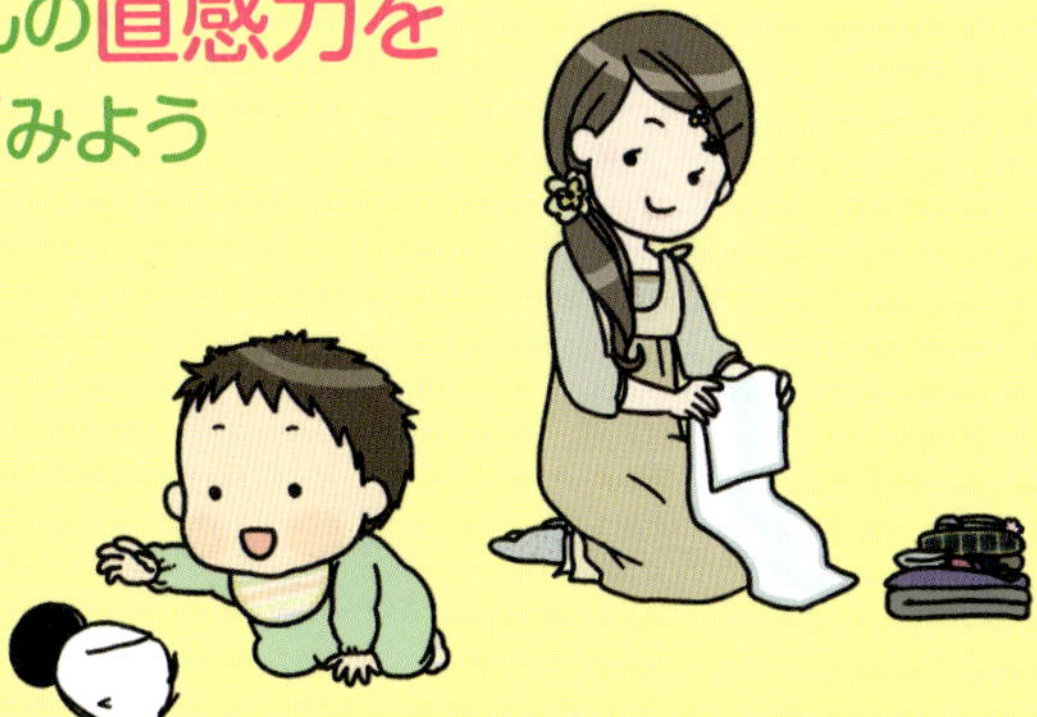

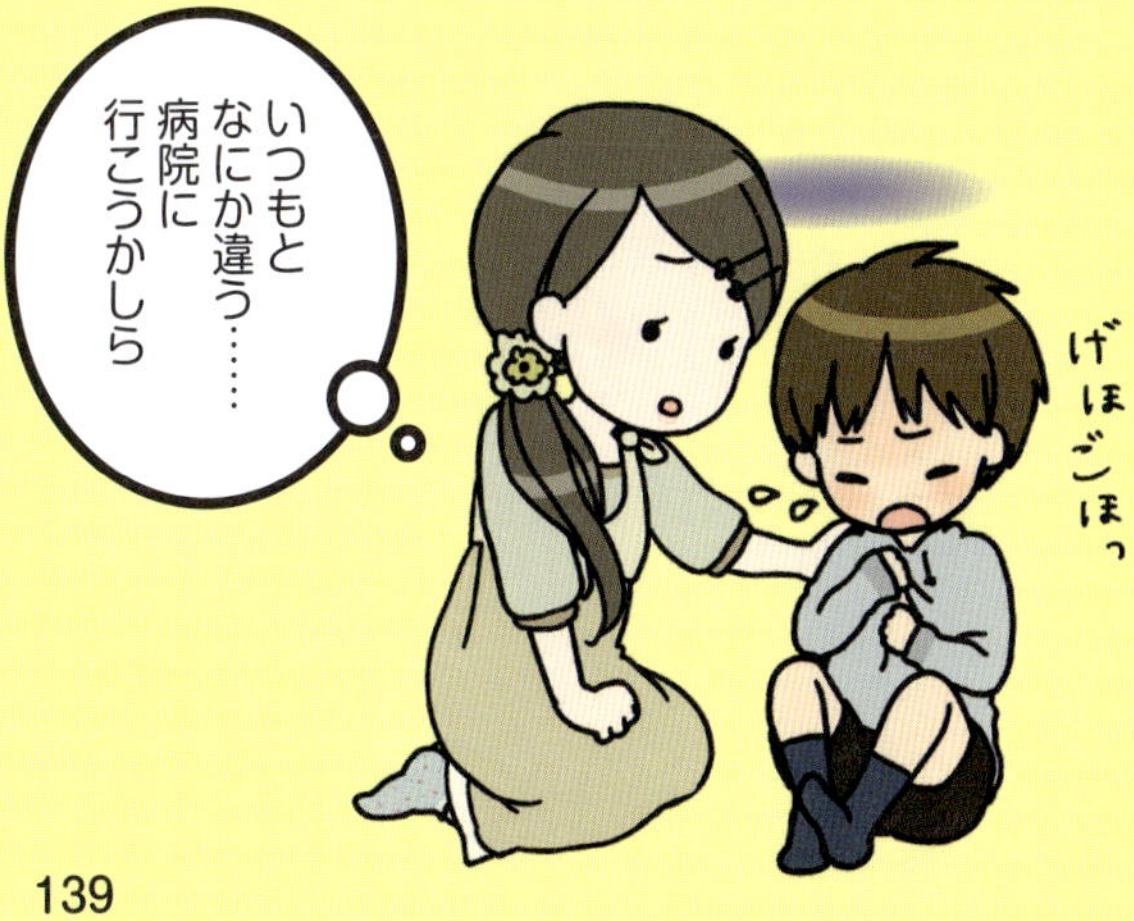
いつもと
なにか違う……
病院に
行こうかしら
げほごほっ

8 うまく叱《しか》れる親になろう

私が勤める病院の小児科外来は、部屋がいくつかに分かれているため、簡単に行き来できます。3歳以上の子どもたちには大変面白いらしく、ぐるぐる診《しん》察《さつ》室を回ります。隣《となり》の診察室から入ってくるために、誰が患者《かんじゃ》かわからなくなるときもあります。もちろん多くの母親は、「すみません」と謝りながら追っかけていって捕《つか》まえます。以前はそんな風景がいかにも小児科の外来だとほほえましく感じていました。

ところが、最近では、子どもを叱《しか》らないお母さんが増えてきたように思います。注射器や針などの危険なものもたくさんあるため、看護師は注意をしますが、なかなか言うことを聞いてくれません。小児科外来の診察室が、まさに子どもたちの遊園地となってきました。

子どもの叱り方に関して興味ある研究があります。ニューヨーク大学医学部小児神経科のカレン・M・ホプキンス教授がとなえた説では、親の叱り方によって子どもの脳の発達が大きな影響を受けるといいます。

3歳までは、あまりいきすぎた叱り方をしたり、ひっきりなしに叱ったりすると、無感情な子どもになることがあるそうです。ところが、3歳以降になると、あまり叱らないでいると、逆に悪い影響《えいきょう》が生じるというのです。3歳から12歳までは、脳の前頭葉が特に発達します。正しい叱り方をされていると、それが適度のストレスになり、前頭葉が鍛《きた》えられ、健全な脳に育っていくのだそうです。

叱られた体験が少ない子どもは、思春期に入って「3F行動」を起こします。

フリーズ（freeze）……自分の殻《から》に閉じこもる

フライト（flight）……人との接触《せっしょく》を避《さ》ける

ファイト（fight）……家庭内暴力《ぼうりょく》、逆ギレ子どもの年齢《ねんれい》に応じて、正しく叱ることが、「3F行動」を起こさないように育てるコツです。

正しく叱るときの注意点を3つお伝えします。

①「失敗したら体罰《たいばつ》を加える」という結果主義でいくと、子どもであっても反発します。あらかじめ、「してもよいこと」と「してはいけないこと」をくり返し教えておくことです。

②親が自分自身に対して向けるべき怒《いか》りを、子どもに向けていることがよくあるので注意しましょう。

③親もできないことを子どもに押しつけないことです。親が本を読む習慣がないのに、子どもに本を読めと言っても、説得力がありません。

子育てとは、「上手《じょうず》にほめること」と「上手に叱ること」の絶妙《ぜつみょう》なバランスの上に成り立っていると思います。

うまく叱れる親になろう

◯3歳以降は、正しく叱られることで脳が健全に育つ。
◯叱られた体験が少ないと、思春期に問題が生じる。

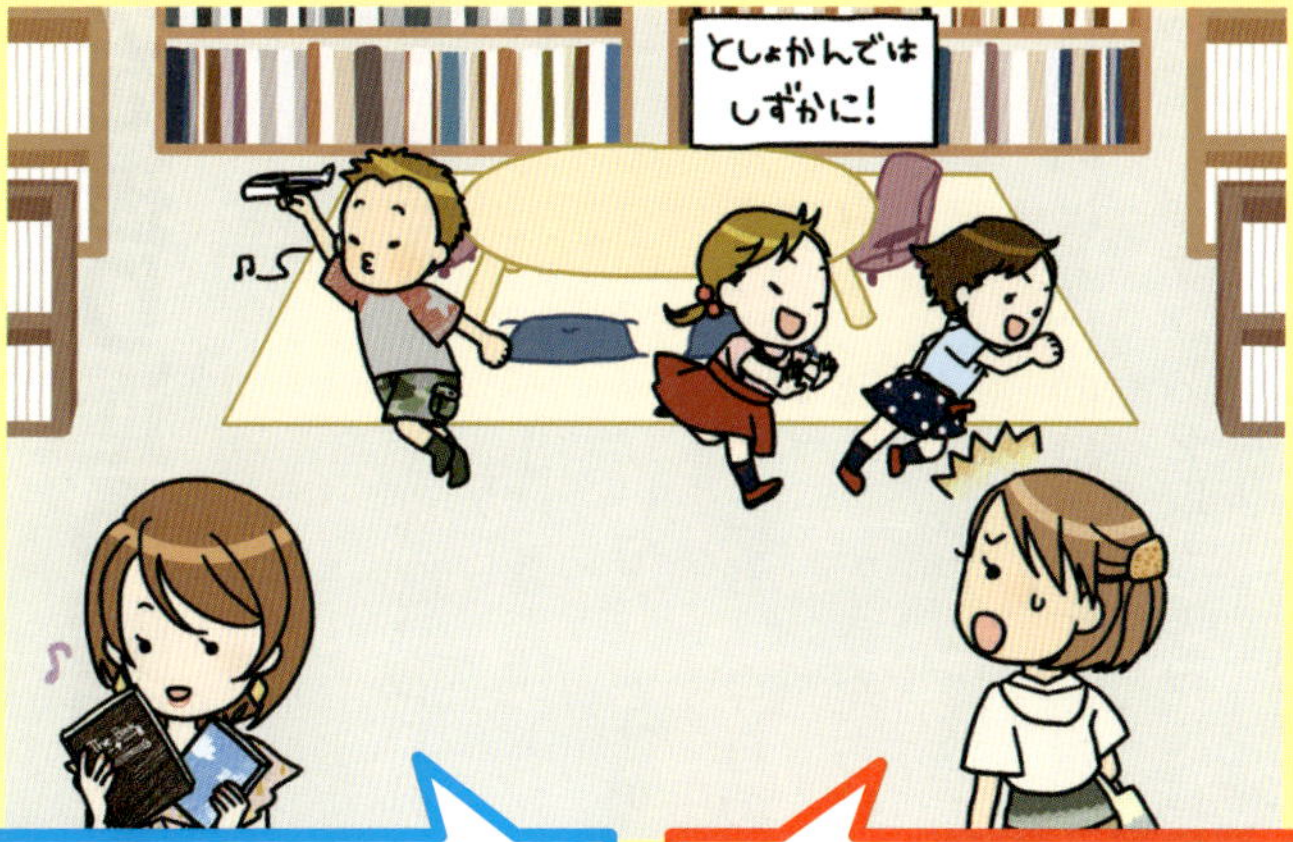

としょかんでは
しずかに!

×

叱るべきときに
叱らない

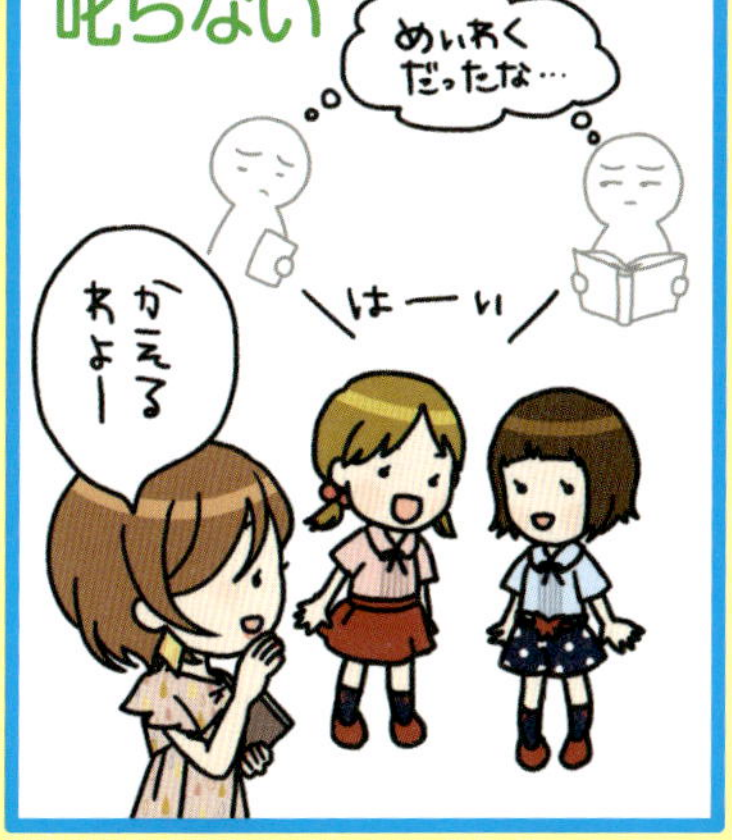

めいわく
だったな…
かえるわよー
はーい

◯

「してもよいこと」
「してはいけないこと」
をくり返し教えよう

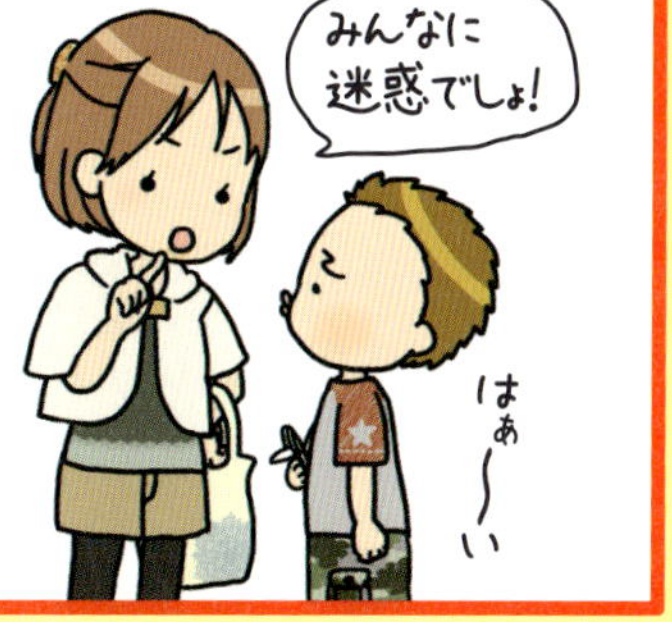

みんなに
迷惑でしょ!
はぁ〜い

9 自分を振《ふ》り返《かえ》る時間を持とう

「子どもの寝顔《ねがお》を見ていたら、昼間、どうしてあんなに怒《おこ》ってしまったのか。子どもに申し訳なくて、涙《なみだ》が出てきた」と言うお母さんはたくさんいます。誰《だれ》でも一度は経験があるのではないでしょうか。

同じ失敗をくり返さないためにも、今日の自分の子育てはどうだったか、振《ふ》り返《かえ》る時間を取ってみましょう。できたら毎晩、無理なら1週間に1度、1カ月に1度でもかまいません。「子どもに厳しくなりすぎているな」と感じたら、その厳しさを自分のほうに向けてみてください。ハッとすることも多いと思います。そうやって、バランスを取ってみてはいかがでしょうか。

そして、「今度はこうしよう」と、決意してみてください。たとえ、その決意が、子どもの朝のグズリであっけなく崩《くず》れてしまってもいいのです。毎日毎日決意して、頑張《がんば》ってみることが大事なのです。決意してすぐにできたら、たぶんそれは最初からできているに違《ちが》いありません。

毎日毎日少しずつでも努力していくと、ある日、ポンと階段を1段上がったかのように、決意したことができている自分に出会うことでしょう。

心と心はつながっています。ましてや、親子は、深くつながっているのです。親が自分自身を振り返り、間違《まちが》っていたところがあれば反省《はんせい》し、自分の思いを変えることは、お子さんによい影響《えいきょう》をもたらすに違いありません。

反省の習慣を身につけると、これはとてつもない力となっていきます。例えば、「親がいない」「親から虐待《ぎゃくたい》された」などの逆境にもかかわらず、立派《りっぱ》に育つ方もたくさんおられます。これは、その人自身が、自分を振り返る時間を持ち、自分の人生の意味を見出すことができたからこそ、その逆境を跳《は》ね返《かえ》し、自分の心の糧《かて》にしていくことができたのでしょう。

反省の習慣を身につければ、どんな環境でもまっすぐに生きていくことができます。反省の習慣は、人生に勝利するための宝とも言えます。

まずは、親であるお母さん、お父さんが反省の習慣を身につけていきましょう。

また、小さな子どもでも、簡単なことだったら反省はできます。「どうしてダメだったのかな。今度はどうしたらいいのかな」と問いかけ、自分で考えさせるようにしていけばいいのです。子どもが答えるのをじっくりと待ってあげましょう。その子なりの理由があるかもしれないので、まずその部分を受け止めてあげましょう。

そのあとで「それでも、いけないことはいけない」と告げることが大事です。1回でわからなくてもかまいません。「この子ならきっといつかわかる」くらいの長い目で構えましょう。また、お子さんが「自分が悪かった」ということを言葉にすることができなくても、表情から反省している気持ちを読み取ってあげるといいと思います。

自分を振り返る時間を持とう

◯親が反省すると、子どもにいい影響を与える。
◯反省の習慣は人生を生き抜くための宝になる。

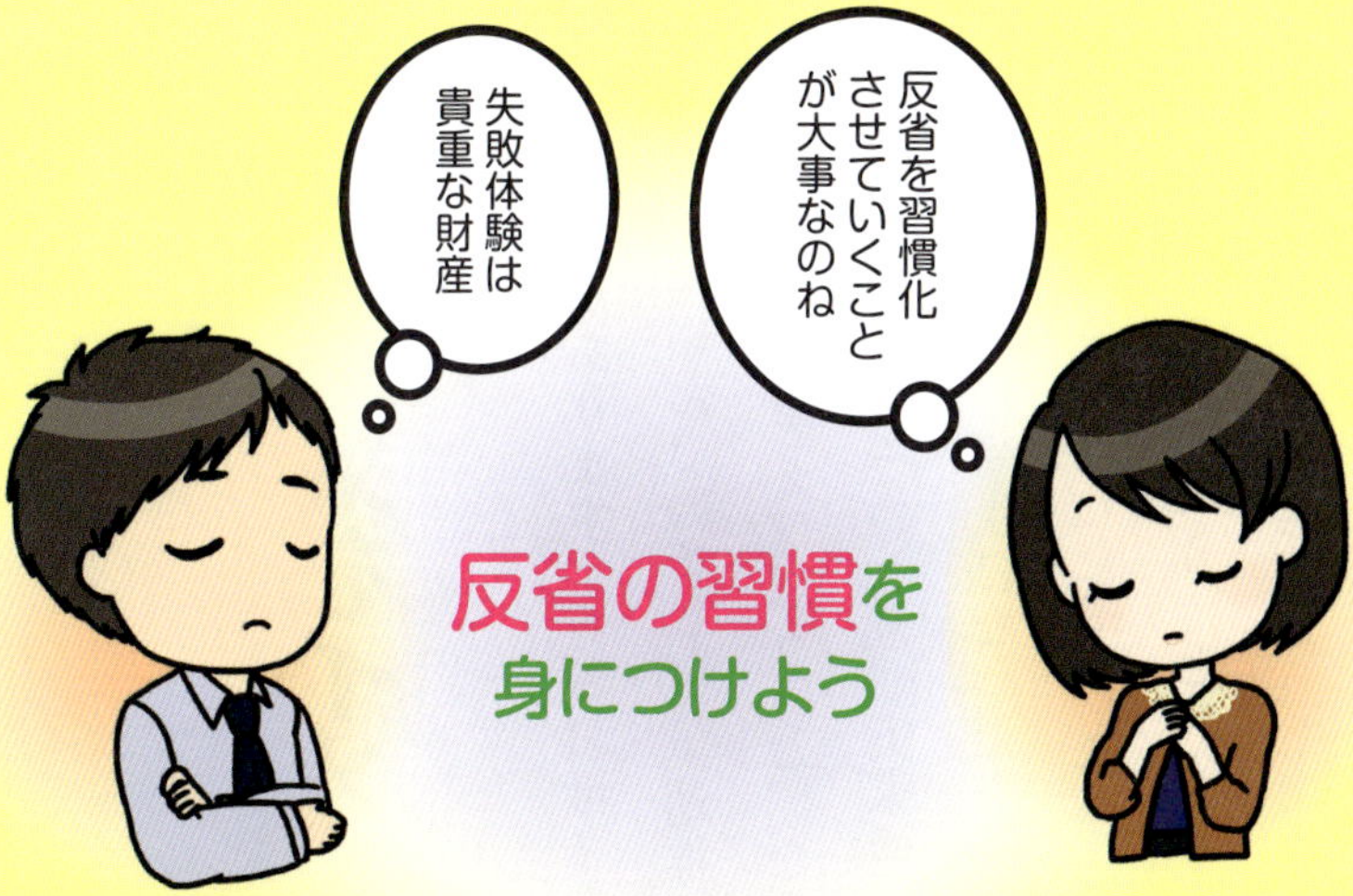
反省を習慣化させていくことが大事なのね
失敗体験は貴重な財産
反省の習慣を身につけよう

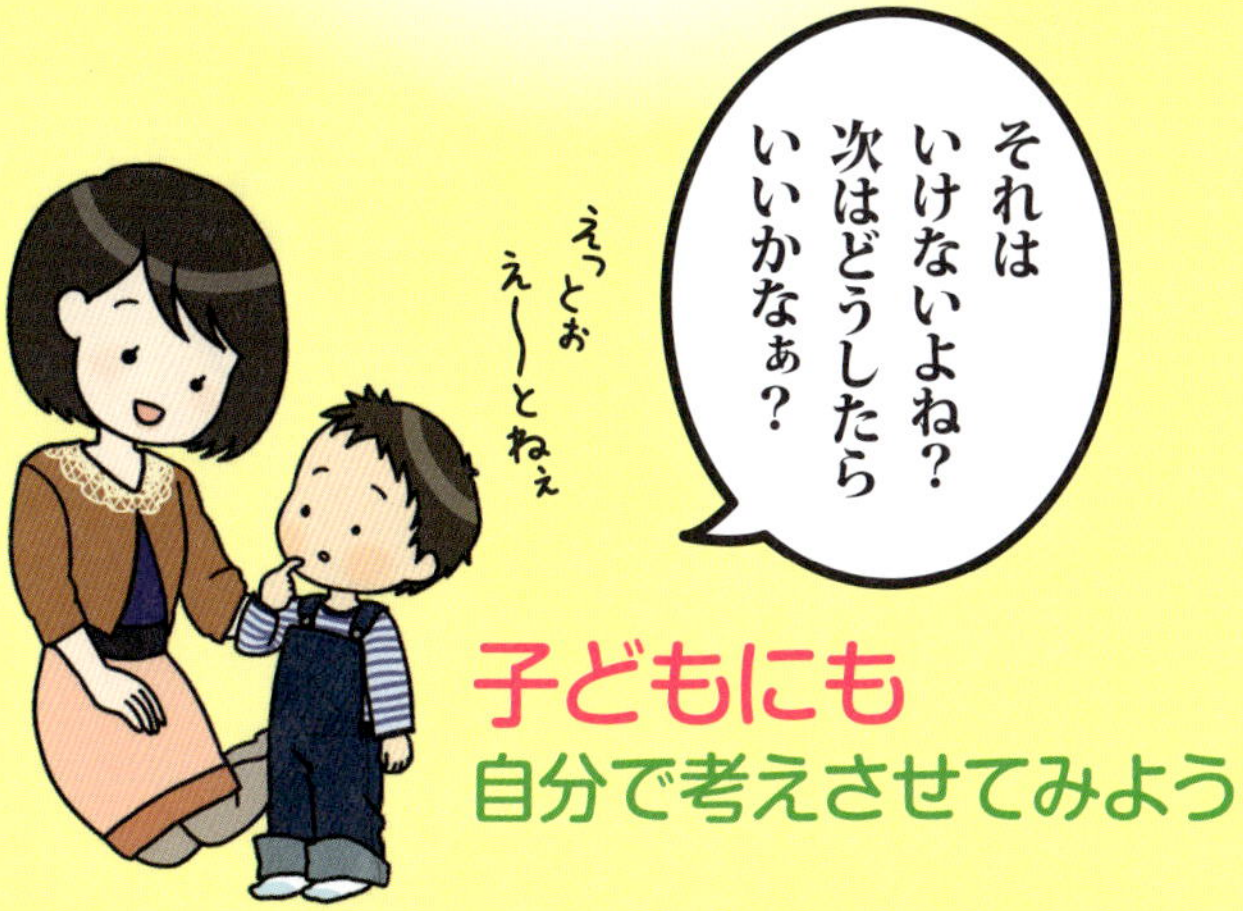
それはいけないよね？次はどうしたらいいかなぁ？
えっとぉ
えー〜とねぇ
子どもにも自分で考えさせてみよう

10 子どもの素晴らしい未来をイメージしよう

こんな話を聞いたことがあります。あるお母さんが、もうすぐ幼稚園に通うわが子のおむつが取れずに悩んでいました。「幼稚園に入るまでに、なんとしてもおむつをはずしたい」。そう思えば思うほど、なかなかトイレに行けないわが子をきつく叱《しか》ってしまいます。そのとき、実家の母親から「小学生でおむつをしている子はいないでしょ。小学生になったら、絶対にはずれるんだから焦《あせ》ることないわよ」と言われ、ほっとしたそうです。まもなくおむつは取れ、「なんで、あんなに怒《おこ》ってしまったんだろう」と反省《はんせい》したそうです。

子育ては毎日毎日のことですから、どうしても近視眼的になりますが、もう少し遠くを見てみましょう。

3年先、5年先くらいまでの将来を考える方はわりと多いと思いますが、もっと先の、お子さんが20歳になったとき、30歳になったときを、一度イメージしてみませんか。

そのとき、どんなふうになっていたらいいなと感じますか。「そのためにしてあげられることは何か」を考え、逆算していけば、「いま、必要なこと」と、「あまりこだわらなくていいこと」の区別がついてくると思うのです。

そして、「思いは必ず実現していくのだ」ということを信じることです。どのような思いで子育てをするかで、子どもの未来は変わってくることになります。「まず一番に健康であってほしい」と願う方も多いでしょう。また、親として子どもの進路を考えることも当然です。

ただ、もう少し大きい視点で、「生き方において、こうであってほしい」と願うとよいと思います。子どもが大きくなったとき、どんな大人になっていてほしいですか。

「どんな困難にもめげずに努力していく青年になっている」とか、「高い目標を持って、チャレンジ精神にあふれた明るい女性になっている」とか、「気配りができて人から好かれる人になっている」とか、「さわやかで魅力《みりょく》的な人になっている」とか、「幸せな家庭を営んでいる」など、想像するとワクワクしてきませんか。

子どもは生まれるとき、人生計画を立て、親を選んでくると言います。子どもも自身が立てた人生計画を最も尊重《そんちょう》しなくてはなりません。親の思いと子どもの思いが一致《いっち》しなければ、子どもに苦しみを与えることになるからです。

子どもは、自分の人生を自分の力で切り開いていきます。親ができることは、子どもを信じ、見守り、励《はげ》まし続けることではないでしょうか。

子どもの素晴らしい未来をイメージしよう

○子どもの素晴らしい未来をイメージできると、あまりブレずに乗り越えていける。
○どんな思いで子育てをするかで、子どもの未来は変わってくる。

子どもの20年後、30年後をイメージしてみよう

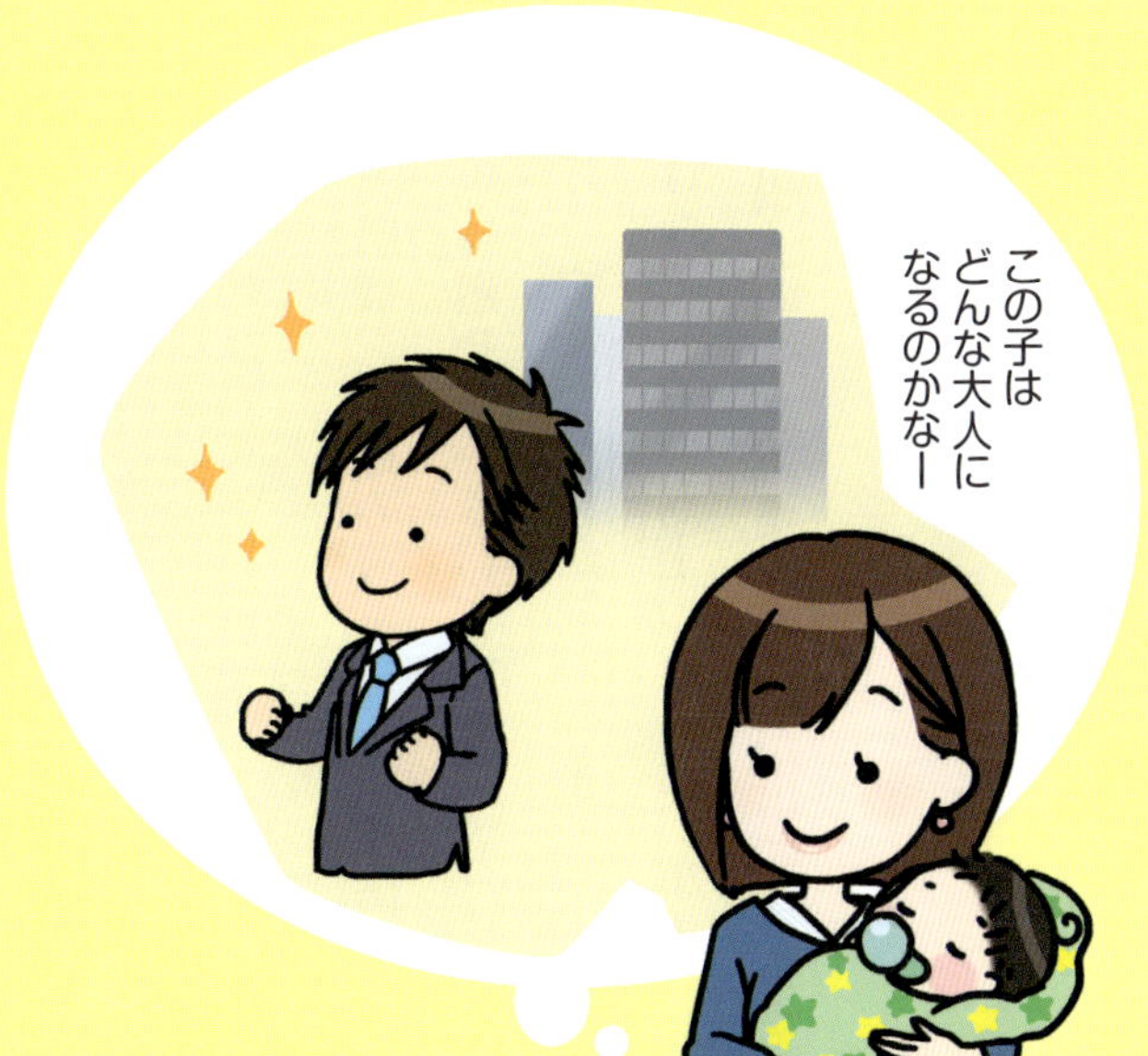

子どもを信じ、見守り励まし続けよう

11 霊的人生観《れいてきじんせいかん》を持とう

仏教の教えを現代的に解釈すると、「人間は、永遠の魂《たましい》を持ち、魂修行《しゅぎょう》のために、この世とあの世を生まれ変わって転生輪廻《てんしょうりんね》している存在である」と言えます。

このような霊的人生観《れいてきじんせいかん》を知って子育てをすると、わが子が今までと違《ちが》って見えてきます。偶然に親子になったのではなく、魂の向上のために、生まれる前から約束してきた親子だと考えると、親子の絆《きずな》も新たな意味が出てきますし、わが子がより愛《いと》おしく感じられることでしょう。

死後の世界があるならば、この世での生き方によって、行き先も天国・地獄《じごく》に分かれます。地獄に住む霊はこの地上に生まれることができないため、地獄の苦しみから逃《のが》れるために同じ波長の人間に取《と》り憑《つ》くそうです。これを憑依《ひょうい》と言います。母親が悪霊《あくれい》に憑かれると、感情のぶれが非常に激《はげ》しくなり、すぐにカッときたり、逆に落ち込んで何もかも投げ出したくなったりします。また、いつも苦しく、被害妄想《ひがいもうそう》で、人や環境に対する不満がたくさん出てきます。母親が悪霊に憑依されると、親本人だけではなく、子どものほうにも悪《あ》しき霊的作用を及ぼし、これが子どもの病気となって出てくることもあります。

子どもを悪しき霊的影響《えいきょう》から守るには、親自身が悪霊の憑依を避《さ》けることが非常に大事です。そのためには、知性と理性をしっかり磨《みが》きましょう。また、適切な睡眠《すいみん》を取り、健康生活を心がけて、コンディションを整えてください。さらに、悪霊と戦う一番簡単な武器が反省《はんせい》です。

子どもを自分の思いどおりにしようとして、執着《しゅうちゃく》になっていることがあります。そうしたときは、子どもには子どもの人生があると開き直って、透明な心でさらさらと生きていきましょう。家庭を調和させて、明るく生きることが大事です。

子どもは単なる偶然《ぐうぜん》の産物ではありません。あの世で生活していた大人の魂が、母親の胎内《たいない》に宿り、赤ちゃんとして生まれてくると言います。わずか3000グラム前後の小さな肉のかたまりのように見える赤ちゃんのなかに立派な一人前の魂が宿っています。肉体的な束縛《そくばく》によって、思考能力や行動力に限界はあっても、魂は一人前なのです。

生まれる前のことを覚えている子どもたちがたくさんいます。「出生前記憶《しゅっせいまえきおく》」の日本の第一人者である池川明《いけがわあきら》先生の大規模アンケート調査によると、3人に1人の子どもが「生まれる前のことを覚えている」ことがわかりました。そんな子どもの記憶をお母さんに伝えると、母子の絆《きずな》が深まり、幸せな子育てにつながっていくと池川先生は述べています。

『覚えているよ！　生まれる前のこと』（池川明著・幸福の科学出版）から、生まれる前の記憶を持つ子どもの言葉を2例ご紹介《しょうかい》します。

「女優《じょゆう》さんになりたかったから、
ママを選んだの。
お空からたくさんの階段が
いろんなお母さんにつながっていたけど、
ママがいちばんきれいだったから、
ママなら女優さんにしてくれると思ったの」

（5歳・女の子）

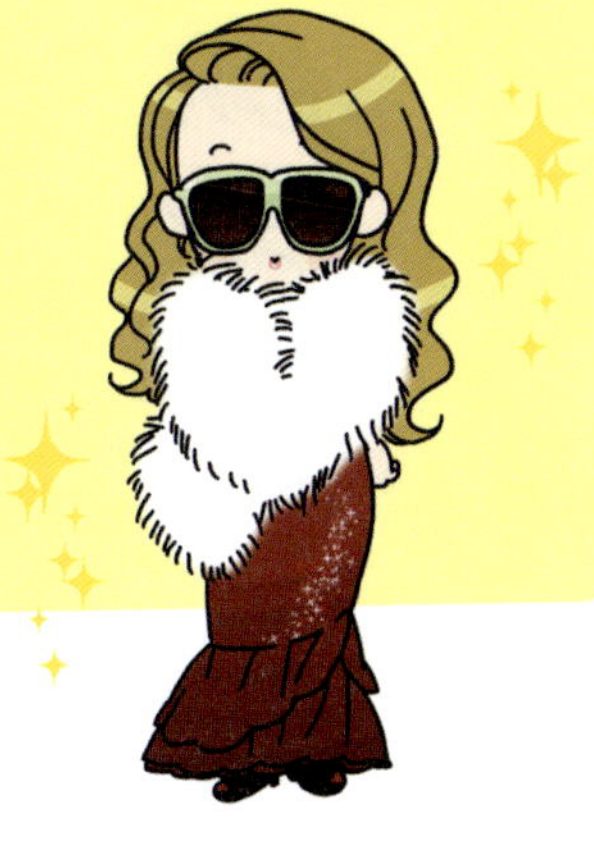

これは、5歳の女の子の言葉です。この女の子は自分から希望して、お母さんと芸能プロダクションのオーディションを受けに行ったそうです。

お母さんにとって芸能界は未知の世界でした。この話を聞かなければ、途中でレッスンに連れて行くのをやめていただろうということです。

その後、お母さんは、子どもをいっそう愛おしく思うようになったと同時に、子どもが意思を持って自分のところへ来たことがわかり、「1人の人間として尊《そん》重《ちょう》しなくては」と子どもへの接し方を変えたそうです。

もう1つの例は、中学生の男の子の事例です。

「ゆかちゃん(妹)と一緒に
お母さんを見にきたことは、覚えている。
(そのときの)お母さんは中学生くらいで、寝《ね》ていた。
そのあとは1人で、何回か見にきた。

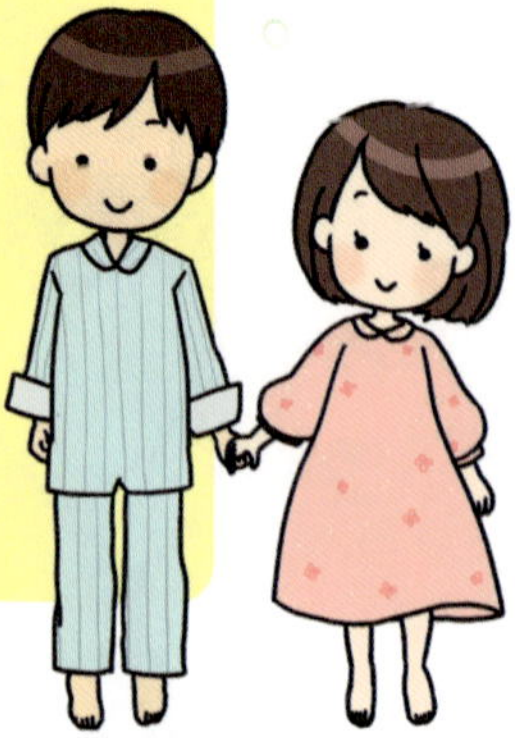

生まれてくる前、まだおなかの中にいなかったとき、お母さんの後ろを飛んで見守っていたのも覚えている。話しかけたけど、気づいてもらえなかった」

（13歳・かつやくん）

実は、この子のお母さんも中学生の頃、印象的な夢を見たそうです。自宅の2階で寝ているのに、庭に10歳くらいの男の子と6歳くらいの女の子が立って部屋を見上げているのがわかるという夢です。この2人の兄妹は、自分たちが生まれてくるまで、天国からお母さんを見守っていたのでしょうね。なんとも心温まる話です。

このようなエピソードを聞くと、「どんなときも一人ぼっちではない。自分を見守ってくれている温かい目があるのだな」と感じます。

こうした記憶は、子どもが自分から語ることは少なく、親が子どもに質問すると出てくるようですよ。

出生前記憶を語る子どもたちに共通して言えることは、生まれる前に、魂修行にとって最適な環境と両親を選んできているということです。

霊的人生観を持っていると、わが子をより愛することができるようになります。そうした愛の絆が強くなると、子どもの「からだコトバ」を聴《き》き取る能力もさらに高まります。子どもの気持ちがわかるようになると、子育てがより充実したものになります。そして、子育てを通して人格が磨かれ、親自身が心の広い魅力《みりょく》的な人になっていくことができるでしょう。

霊的人生観を持とう

○人間は永遠の生命を持ち、転生輪廻している。＝「霊的人生観」

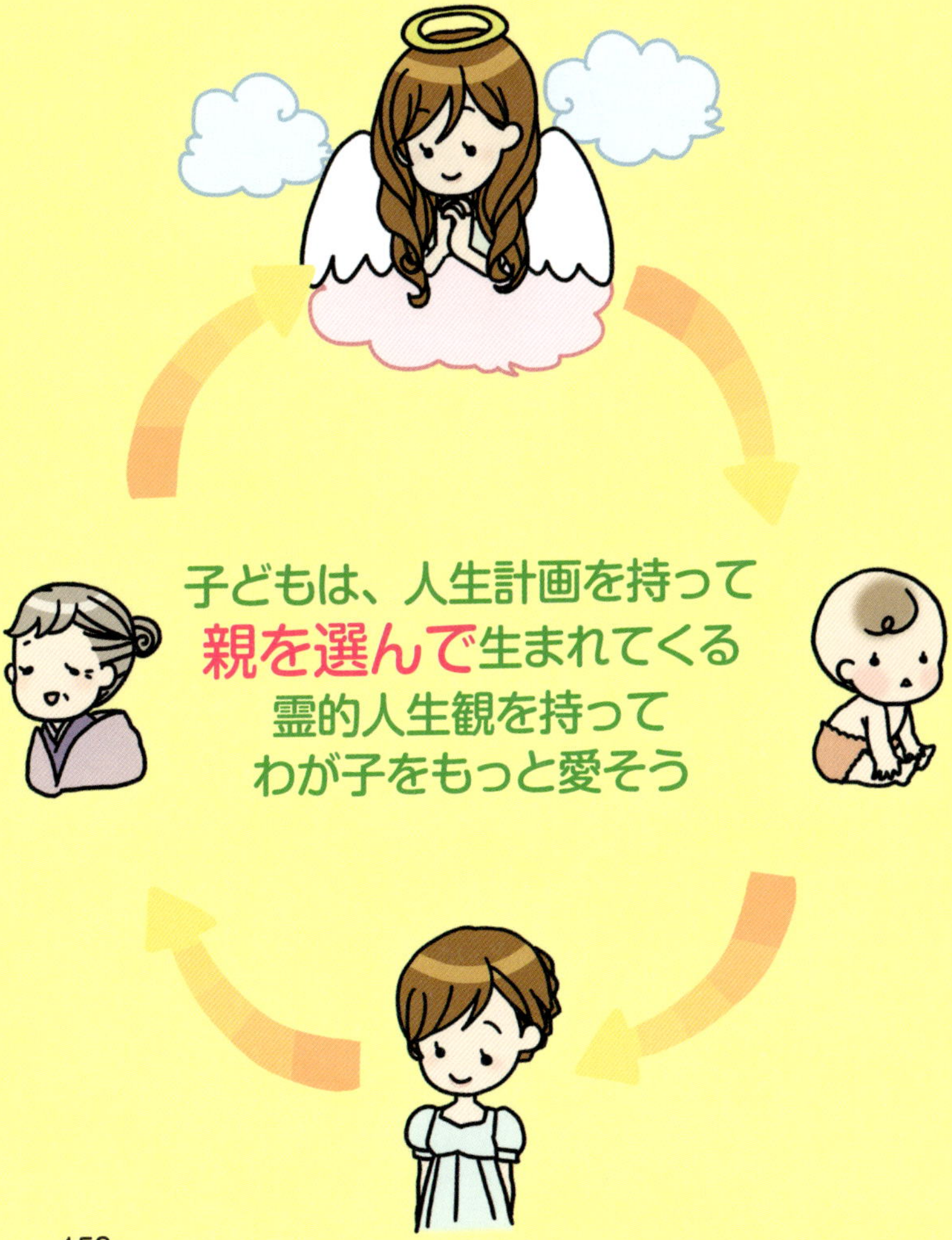
子どもは、人生計画を持って
親を選んで生まれてくる
霊的人生観を持って
わが子をもっと愛そう

小児科医のとっておきの
「魔法の言葉」を、あなたの口ぐせに！

第5章
「からだコトバ」に応える「魔法の言葉」

1

愛は、言葉にしてきちんと伝える

まず、私がお産に立ち会った女性の手記を紹介《しょうかい》します。

「また、こんなに散らかしたままで、早く片付けなさい」

「ウッ……、ウワァーッ」

母親である私が声をあらげると、4歳になる娘（真佑《まゆ》）はとたんに泣《な》き出してしまうのです。それも普通《ふつう》の泣き方ではなく、いったん始まると、1時間近くも泣きやみません。こうした状況《じょうきょう》はその後、数年間も続きました。

だんだんと私は、娘の様子から、「心が傷つきたくない」と言っているように感じるようになり、娘が泣くたびに、お祈《いの》りをするようになりました。

「どうか、真佑の心を落ち着かせてください」

小学2年生になったある日、娘が泣きながら私に言いました。

「私は生まれてこんかったらよかったんじゃないん？　お母さんは私のこと嫌《きら》いなんやろ」

大事な娘がかわいくないわけはありません。娘がそんなふうに思っていたなんて……。

数日後、娘から「小学校の授業で、生まれたときのことを、発表せんといかんのやけど」と言われました。私は、生まれたときの写真を見せながら、娘が生まれてきてくれてどんなにうれしかったか、ちゃんと言葉に出して伝えようと必死でした。

実は、私は妊娠《にんしん》前に不思議な夢を見ていました。夢の中で、大人の女性が、「今、生まれる準備をしていること」「母親が流産しそうで怖《こわ》いこと」を告げたのです。そのすぐあとに、娘を授かりました。

私には子宮筋腫《きんしゅ》があり、妊娠中、それがかなり大きくなり、流産する危険が出てきたため、妊娠5カ月のときに子宮筋腫摘出《てきしゅつ》の手術《しゅじゅつ》を受けたのでした。この出来事が、おなかの子に恐怖心《きょうふしん》を与えたのではないかと、ずっと気がかりだったのです。娘に手術の話をしました。

「手術は真佑ちゃんだって怖かったよね。でも、手術しなかったら、生まれてこれなかったかもしれんかったんよ」

「お母さんは真佑ちゃんのこと大好きよ。大好きやから一生懸命《いっしょうけんめい》産んだんよ」

続けて、娘に名前の由来を話してあげました。

「真は真実の真。佑は人を助けるという意味。真に人を助ける子になってほしいという意味で『真佑』にしたんよ」

ゆっくりとかみしめるように話していきました。

(生まれてきてくれてありがとう……)

心のなかで、私は娘に感謝の気持ちを伝えました。

娘への思いをはっきりと言葉で伝えることができたのは初めてのことでした。

それからは、折に触れて
「あなたは仏さまから預かった大事な子なのよ」と、言葉にして娘に伝えるようにしていきました。

そうして、娘が小学4年生になった頃には、以前のような泣き方はずいぶん減ってきました。娘に笑顔が戻ったのです。


私は、この女性の手記を読んで、改めて「愛情を言葉で伝えることの大切さ」を学ばせてもらいました。

わが子ときちんと向き合い、愛情を言葉にして伝えることは本当に大事です。これを、私は「魔法《まほう》の言葉」と呼んでいます。「魔法の言葉」だからこそ、目には見えませんが、大きな働きをします。「魔法の言葉」だからこそ、子どもの心に届《とど》き、心の痛みを癒《いや》し、心を明るく活性化させ、「からだコトバ」によい影響を与えるのです。

「魔法の言葉」を使うとき大切なのは、心からの「誠実な思い」です。そうした思いを持っていれば、子どもを見るまなざしも違《ちが》ってきます。たとえ子どもが背を向けていようとも、親が愛情に満ちたまなざしを向けていれば、子どもはそれを感じ取ることができるものです。

愛しているのなら「言葉」や「行い」にして伝えよう

○誠実な思いは必ず伝わる。
○子どもときちんと向き合い、愛情を言葉にして伝えよう。

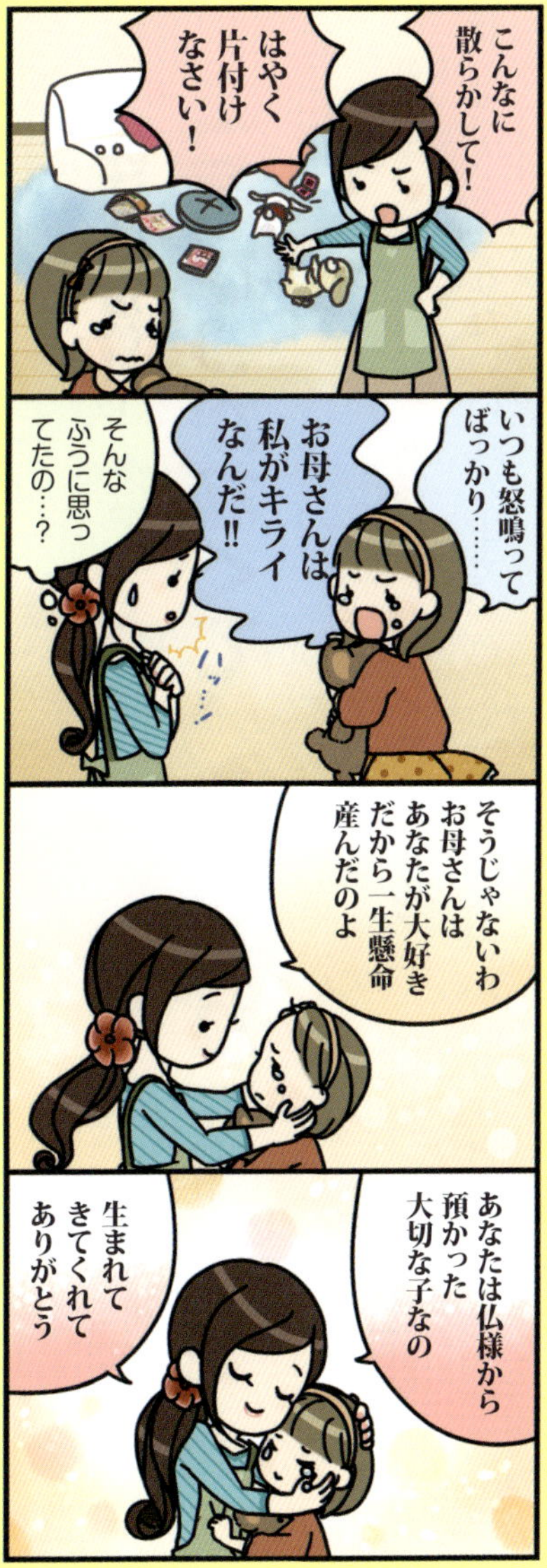
こんなに散らかして!
はやく片付けなさい!
いつも怒鳴ってばっかり……
お母さんは私がキライなんだ!!
ハッ…!
そんなふうに思ってたの…?
そうじゃないわ お母さんは あなたが大好き だから一生懸命 産んだのよ
あなたは仏様から 預かった 大切な子なの
生まれて きてくれて ありがとう

2 魔法の言葉①

「気がつかなくて、ごめんね」

第1章で紹介《しょうかい》した「成長を止めてしまった女の子」（22ページ参照）のケースは、3人きょうだいの真ん中で、弟にご両親の手がかかり、自分をかまってくれないという寂《さび》しさから成長を止めてしまったと、私は解釈《かいしゃく》しました。

ご両親の「気がつかなくて、ごめんね」という真実の思いが、子どもの心に届いたからこそ、その女の子の心が癒《いや》され、偏食《へんしょく》も治り、成長していったのです。

子どもが発する「からだコトバ」の本当の原因に気がつかなければ、症状《しょうじょう》が続くか、次々に症状を変えて訴《うった》えてきます。

もし、皆さんのかわいいお嬢《じょう》さんが、生理が止まり、ふらふらするようになり、髪《かみ》の毛も抜けてきたら、どうしますか。もちろん、病院へ行って医師に相談することでしょう。検査をしても異常が見つからないと、医師はストレスによる症状ではないかと考えます。しかし、母親や本人から話を聴《き》いても、すぐに原因が見つからないことがあります。

典型的なケースを示します。中学生の女の子が、母親に連れられて、小児科にやってきました。母親が偶然《ぐうぜん》に娘がトイレに入って口に手を入れて吐《は》いているのを見たのです。その後も、同じことをくり返していたことがわかったのです。彼女は、やせすぎでもなく、スタイルはよくて、とてもきれいな子でしたので、周りの人は誰も彼女が拒食症《きょしょくしょう》だと気がつかなかったのです。

母親は大変ショックを受け、「これからどのように接していけばよいのでしょうか」と涙《なみだ》を流して、私に問いかけるのでした。このときはすぐには原因がわからなかったのですが、私は母親に、「きっと原因があるはずです。これから、あの子の心の苦しみの原因を探していきましょう。子どもが苦しんでいることに、あなたが気がつけば、問題は必ず解決していきます」と、力強く言いました。するど、母親も少し安心したようでした。

医療《いりょう》現場において、子どもの体に現れた症状を、「からだコトバ」として受け止めて、それを親御《おやご》さんに伝えたことで、症状が良いほうへ転化していった経験がたくさんありました。また、たくさんの親子と接してきて、お母さんの言葉がけで、症状が消えていくのも目の当《ま》たり《あ》にしてきました。

この章では、これらの「魔法《まほう》の言葉」によって、素晴らしく変わっていった親子を紹介します。子育ては、どれ1つ同じケースはありません。でも、他の方の例を学ぶことで、きっと参考になるはずです。

魔法の言葉①

「気がつかなくてごめんね」

○親の真なる思いが、子どもに届けば、子どもの心が癒され、症状が良くなっていく。

○子どもが発する「からだコトバ」の本当の原因に気がつかないと、症状が続くか、症状を次々に変えて訴えてくる。

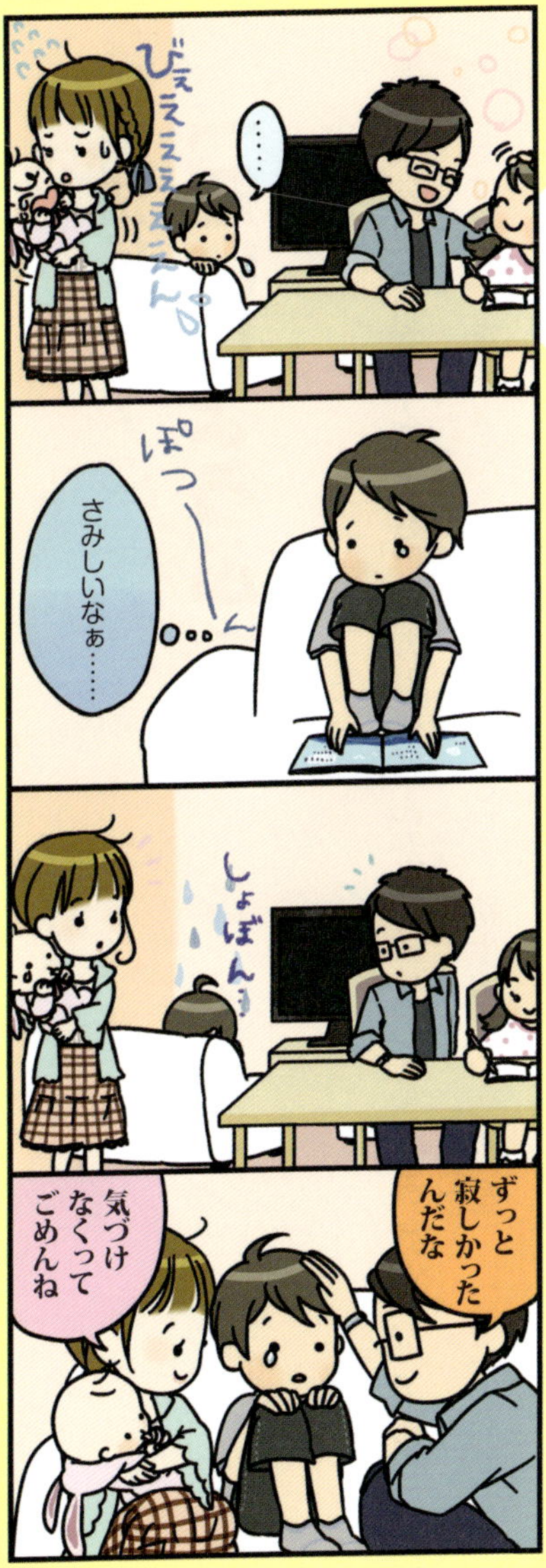

びぇえええええん
……
ぽつーん
さみしいなぁ……
しょぼん
ずっと寂しかったんだな
気づけなくってごめんね

3 魔法の言葉②

「だいじょうぶ」

ある未熟児が退院するとき、そのお母さんがこう言ってくれました。「先生の『だいじょうぶ』を聞きたくて、毎日NICU（新生児集中治療室《ちりょう》）に通いました。本当に元気に退院できてよかったです」。

患者《かんじゃ》や家族は医者から何度も「だいじょうぶ」を聞きたいのです。だから、私はその言葉を言ってあげる医者になりたいと心がけています。

元気な未熟児が生まれると、私は必ずお祝いの言葉を最初に伝えることにしています。「おめでとうございます。赤ちゃんは元気な未熟児です。だいじょうぶですよ。予定日までNICUで預からせていただきます。あとは私たちにお任せください」。

以前、直接の上司から、「だいじょうぶと言い切っていいのか？　もし、あとで何か後遺症《こういしょう》でも出たらどうするのか？」と心配して忠告《ちゅうこく》されたこともあります。

上司の考え方は、おそらく今でも医学の常識だと思います。医療《いりょう》の世界では、絶対に治るとは言えないのではないか。薬によるアナフィラキシー・ショック（アレルギー反応の1つ）や未知の領域の病気が隠《かく》れていたりすることもあります。また予期せぬ術後の合併症《がっぺいしょう》もあります。ですから、本人および家族には、治療を受ける前にそれらの起こりうる可能性を十分に説明し、了解《りょうかい》されたことを確認することになっています。

私も医者になってしばらくは、先輩《せんぱい》に教えられたとおり、未熟児の両親に対して、未熟児にこれから起こる可能性のある、あらゆる合併症について丁寧《ていねい》に、しかも一度に説明しました。しかし、母親は、最初に脳内出血とか、未熟児網《もう》膜症《まくしょう》で失明する可能性があると聞いただけで、あとは泣《な》くばかりです。それ以外の話はまったく覚えていないと、ほとんどの両親は言います。

未熟児医療は一般の医療とは少し異なる部分があります。大人が病院で治療を受けるときは、最初に病気が存在します。主治医は病気の治療について説明する義務があります。治療の副作用と病気の合併症についても当然説明が要求されます。

ところが、生まれたばかりの元気な未熟児には、病気は存在しません。予定日の退院する頃までに、いくつもの病気があとから出てくる可能性があり、これらの病気を未熟児の合併症と言っています。これは、生まれたときの週数と出生体重と生まれてからのケアーの状態によって変わってきます。だから、未熟児というだけですべての合併症の説明を、生まれたその日に家族に説明するのは、合理的ではありません。

未熟児が生まれたときに残念ながら状態が悪ければ、私はその事実を隠《かく》すことなく話します。なぜなら、家族に受け入れてもらって、ともに見守っていかなくてはならないからです。

元気に生まれたなら、「だいじょうぶです」と伝えます。つまり、「元気に生まれて、毎日元気に育っていれば、将来後遺症は出ません。だから、今日のところはだいじょうぶですよ」ということなのです。合併症が出るかどうかわからないのに、まるで起こっているかのように説明するのは、家族に不安を与えるだけです。合併症について説明しないのではなく、合併症の起こる時期が来たら、その可能性について説明します。このときには未熟児の情報もたくさん集まっているので、より正確に伝えることができ、家族も安心して聞くことができるようになっています。

母親と子どもの関係も、医者と患者の関係とよく似ています。わが子が「お母さん、痛いよ」と泣《な》き叫《さけ》んできたら、「だいじょうぶ、痛いの痛いの飛んでいけ」

と言って、さすってあげてください。「お母さん、明日学校で発表するの、うまくいくかな?」と相談してきたら、「だいじょうぶ、あなたなら絶対に成功するよ」と励《はげ》ましてください。

楽観的に子育てを考えるタイプの親は、お会いして話しても楽しいです。

「だいじょうぶ、なんとかなるさ」

楽観的な考え方は、人生を生《い》き抜《ぬ》いていくための大切な知恵だと私は思います。

魔法の言葉②

「だいじょうぶ」

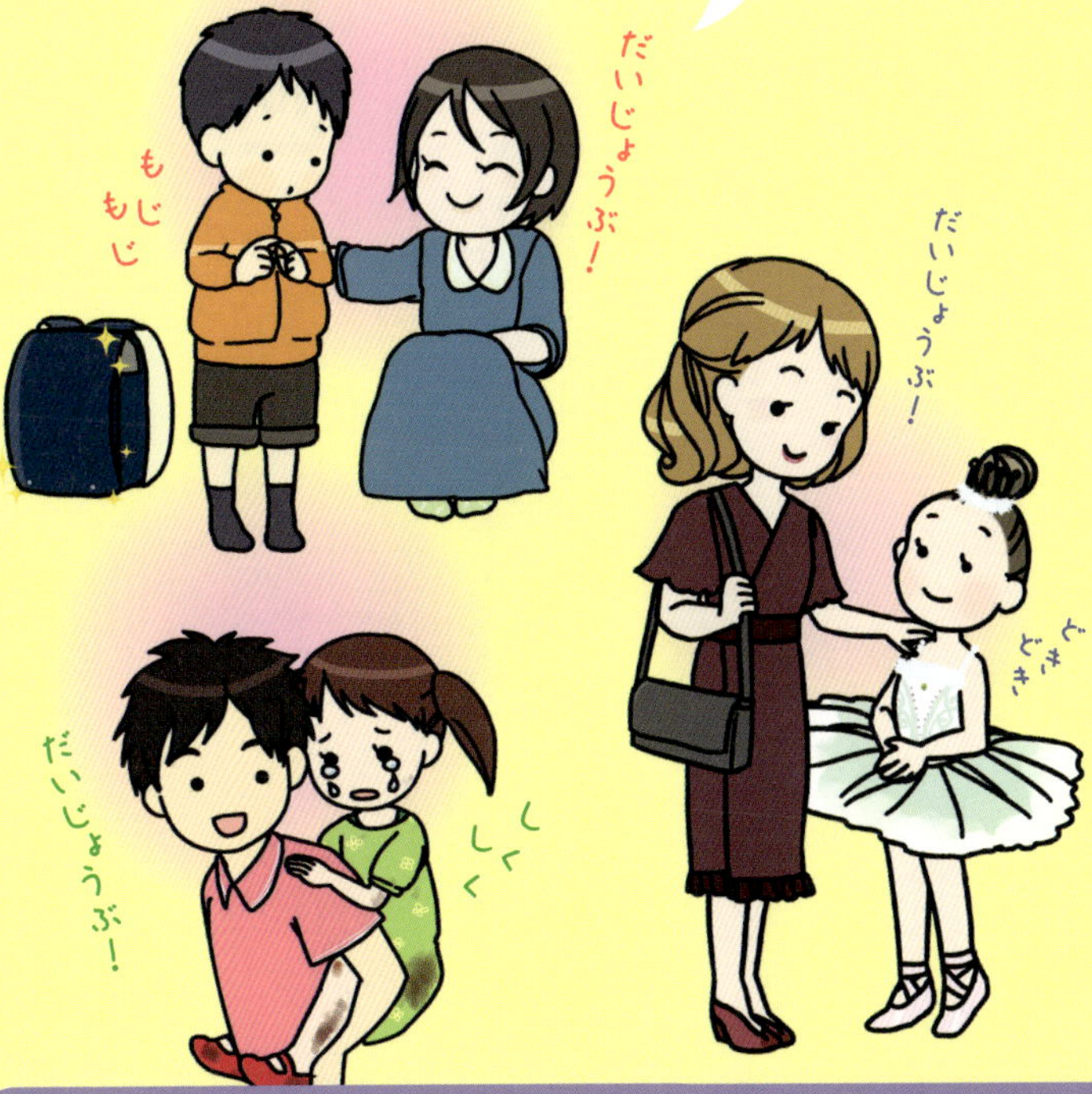

○子どもが泣いていたり、相談を持ちかけてきたりしたら、「だいじょうぶ」と言ってあげよう。
○「だいじょうぶ、なんとかなるさ」……楽観的な考え方は、人生を生き抜いていくための大切な知恵。

4 魔法の言葉③

「いい子だね」

今日も朝から腕白坊主《わんぱくぼうず》が小児科外来を受診《じゅしん》します。熱が高いにもかかわらず、子どもは元気です。お母さんが病状《びょうじょう》を説明している間も、私の聴診器《ちょうしんき》を勝手に取っては遊んでいます。

看護師が「いい子だね」と言うと、おとなしく医師の前にきちんと座ります。すかさず看護師は「いい子だね」と言います。診察の結果、発熱の原因を調べるために採血《さいけつ》をすることになりました。採血するベッドに寝《ね》かされると、突然《とつぜん》泣《な》き出し、暴れ出しました。よく見られる光景です。子どもにとっては当たり前の反応です。また看護師が優《やさ》しく言うのです。「いい子だね」。子どもは泣きながらじっと我慢《がまん》して採血されました。今度は、医師も看護師も母親も「いい子だね」と絶賛《ぜっさん》します。しばらくして、子どもは泣きやんでバイバイして部屋を出ていきました。

この看護師は、子どもが賢《かしこ》かろうと、いたずらをしようと、泣き叫《さけ》ぼうと、「いい子だね」と言うのです。そして、不思議と小児科外来はうまく進んでいくのです。一度、「いい子」の理由を聞いてみたいと思っていますが、いつもその看護師に会うと「まあ、いいか」とうやむやにしてしまいます。

私の大好きな本に『窓ぎわのトットちゃん』（黒柳徹子著・講談社）がありま す。これは、テレビ番組「徹子の部屋」でおなじみの黒柳徹子さんの自伝です。トットちゃんは強い好奇心を持っている、とても個性的な女の子。トットちゃんが小学1年生のとき、お母さんは、担任の先生から「お宅《たく》のお嬢《じょう》さんがいるとクラス中の迷惑《めいわく》になります。よその学校にお連れください」と言われ、トットちゃんは転校することになります。転校先の校長先生は、彼女に、「きみは、ほんとうは、いい子なんだよ」と言い続けました。大人なら、この「ほんとうは」という言葉の意味に気づきますが、トットちゃんがそれを理解したのは何十年も経ってからだったそうです。ただ、この言葉に大きな勇気をもらい、何かをやるときはいつも思い出していたと、本人が述べておられました。

私は、たくさんの赤ちゃんに会ってきました。どの赤ちゃんも天使に見えるのです。だから「いい子」なのです。理由なんかわからなくてもいいんです。子どもたちは、本来いい子なんです。「いい子」と言われ続けて育った子どもが、大人になっても、自分を肯定《こうてい》し、いい人間に成長していくのだと私は信じています。

魔法の言葉③

「いい子だね」

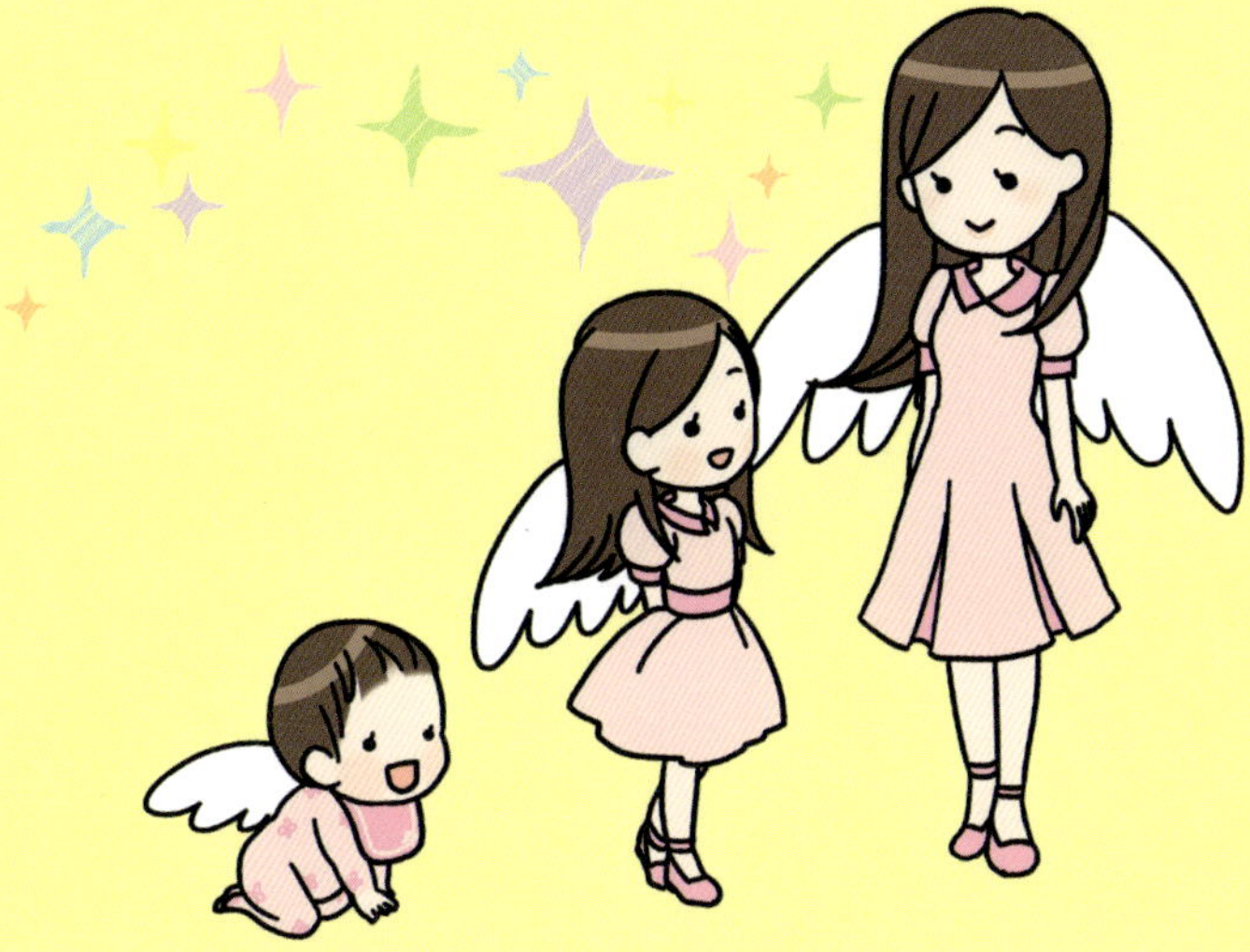

○「いい子だね」と言うのに、理由はいらない。子どもは本来、みんないい子。

○「いい子だね」と言われ続けて育った子どもは、大人になっても自分を肯定し、いい人間に成長していく。

5

魔法の言葉④

「どうしたの?」

ある小児科外来の風景です。

医師「どうしたの?」

子ども「……(考え込んでいる)」

医師「どうしたのか言ってごらん」

子ども「風邪《かぜ》」

医師「熱があるのかな?」

母親「(待ちきれないように)今朝、38度あったんです。咳《せき》はありません」

子ども「(急に咳き込んで)きのう咳をしてたよ」

母親「そうなの」
医師「喉は痛かった？」
子ども「（得意そうに）咳をしたとき喉《のど》が痛かったよ。アイスクリームを食べたら喉も気持ちいいと思うんだ。お母さん、帰るときに売店でアイスクリームを買ってね」
母親「先生に聞いてみるわね」
小児科外来では、私は5歳を過ぎた子どもには、「どうしたの？」と聞くことにしています。すぐにお母さんの顔を見て助け船を求める子もいれば、しばらく黙《だま》ってどう答えようか考えている子もいます。なかには、すぐに「風邪をひいた」と大きな声で得意そうに話す子どもに出会うこともあります。意外と正確に症状《しょうじょう》を伝えてくれますから、小児科医にとっては子どもから情報を得ることは大切です。お母さんの反応もさまざまです。ニコニコしながらわが子がどんな返事をするのか待っているお母さんもいます。早く子どもの症状を小児科医に伝えようと、すぐに答えてしまうお母さんもいます。

「どうしたの?」は、子どもの「からだコトバ」に、とてもよく効く「魔法《まほう》の言葉」です。子どもが答えるまで、沈黙《ちんもく》の時間があるかもしれません。どうか、その沈黙の時間を耐《た》えてください。30秒も待っていれば、きっと話し出すはずですよ。

また、普段の生活のなかでも「どうしたの?」は大切です。「今日は幼稚園で何をしたの?」と聞かれて、子どもが一生懸命《いっしょうけんめい》考えているときは、大人は返事をじっくり待ってみましょう。「○○ちゃんがたたいてきたの」と答えたら、「どうしてたたいたのかな?」と続けていけば、子どもの考える力やコミュニケーション能力を育てることができます。

魔法の言葉④

「どうしたの?」

○「どうしたの?」と子どもに聞いて、返事をじっと待ってみよう。

○「どうしたの?」と聞くことで、子どもの考える力やコミュニケーション能力を育てることができる。

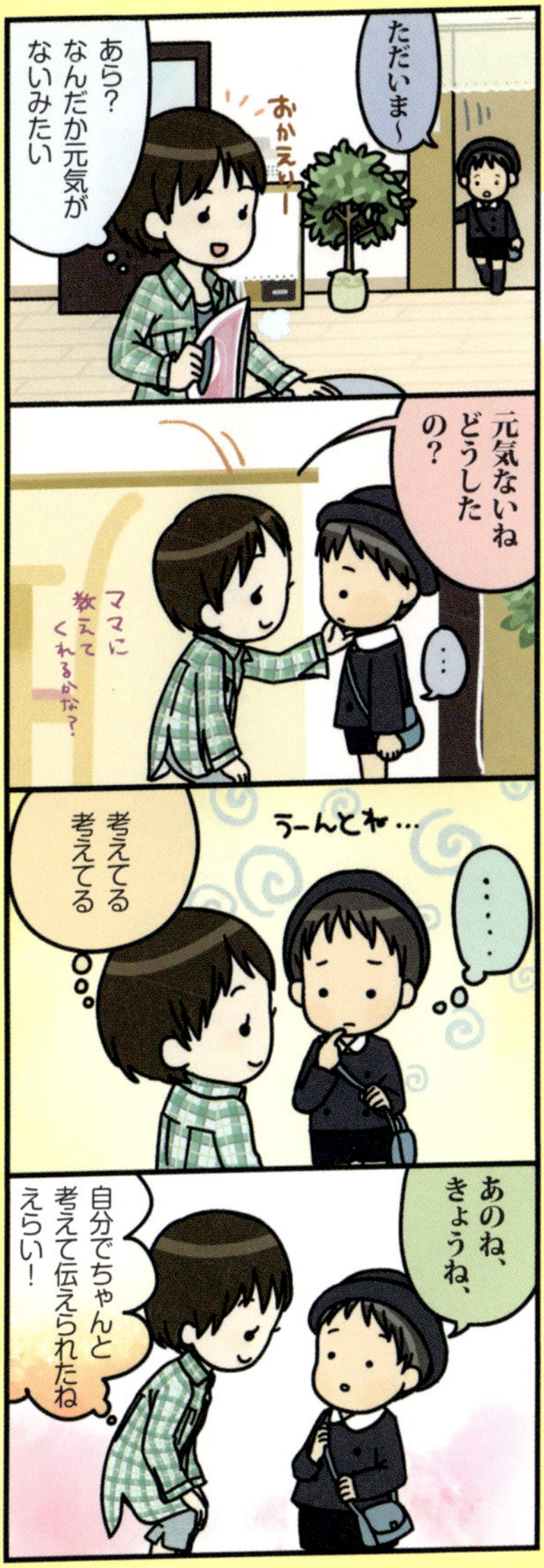
ただいま〜
おかえりー
あら? なんだか元気が ないみたい
元気ないね どうした の?
…
ママに 教えて くれるかな?
……
うーんとね…
考えてる 考えてる
あのね、きょうね、
自分でちゃんと 考えて伝えられたね えらい!

6 魔法の言葉⑤

「お母さんとのヒミツだよ」

令《れい》ちゃん（仮名）はお医者さんの質問にしっかり答える元気な3歳の女の子。一人っ子で、母親の話からとても大事にされて育ったことがわかります。

ところが、2カ月前から保育園の昼食を食べなくなりました。2日前から家でも食事を取らなくなったので、小児科を受診《じゅしん》したのです。母親は検査をしてくださいと催促《さいそく》します。しかし、令ちゃんの体重は2カ月前より0・8キログラム減っているだけで、見た目にもふっくらしています。体に異常があるのではなく、「からだコトバ」ではないのかと感じました。

医者の直感とでも言うのか、「このお母さんは、原因に気づいているな」と感じました。この日は検査だけして、明日結果を聞きに来るように伝えました。

翌日《よくじつ》、令ちゃんを診察室《しんさつ》から出して、母親にだけ「検査はすべて正常です」と伝えると、ほっとしたようでした。そこで私から「何か環境が変わったりするようなことはなかったですか？」と尋《たず》ねました。

母親は堰《せき》を切ったように話し始めました。３カ月前から母親は昼間働きに出るようになり、それから1カ月して、保育園で食べなくなったそうです。

母親は自分が外で働くようになったので、令ちゃんにはもっとしっかりしてほしいと、しつけに厳しく当たるようになり、その頃から、令ちゃんは家でも食べなくなったと言うのです。

「お母さん、よく分析《ぶんせき》していますね。令ちゃんの食べない理由は、あなたの言うとおりだと私も思います。令ちゃんは、お母さんが外で働くことに反対で、ハンガーストライキをしているのでしょうね」

原因はわかりました。さあ、これからどう対応すればいいのでしょう。

母親から「私は仕事を辞めたほうがいいのでしょうか?」という言葉が出ました。

「仕事を辞めてください」と言うのは簡単です。しかし、母親が仕事を始めたのはいろいろな事情があって考えた末のことだと思うのです。

そこで、私から母親に提案しました。「お母さん、仕事は辞めなくてもいいですよ。令ちゃんは、お母さんがいなくなるのではないかと心配しているのです。そこで、安心させるために、2人だけの秘密《ひみつ》をたくさん作ってください」。

実は、令ちゃんはもう秘密の約束《やくそく》をしていたのです。病院から帰るときに売店でアイスクリームをおねだりしていたのです。

「お母さん、とてもいいチャンスです。アイスクリームを買ったとき、2人だけの秘密だよ、パパにも黙《だま》っておこうねと言ってください」

子どもとの2人だけの秘密を、「秘密のカード」と私は呼んでいます。手元に「秘密のカード」をたくさん持っていれば、お母さんからいっぱい愛してもらっているのと実感できるのです。

たくさんの子どもたちが心身症《しんしんしょう》にかかって、外来を訪《おとず》れます。私はストレスの原因を探っていくことから始めます。母親はいじめや教師との不和など学校に問題があると考えますが、意外に家庭のなかに問題が見つかることもあります。

そのほとんどが、きょうだい間の親の愛情の奪《うば》い合いです。親たちはどの子も同じように愛していると話すのですが、子どもたちは自分が一番親から愛されたいと思っています。そこで「秘密のカード」をたくさん持っていると安心するのです。

せっかく、「秘密のカード」を手に入れたのに、すぐ、きょうだいに「お母さんにアイスクリームを買ってもらったよ。いいだろう」と自慢《じまん》する子もよくいます。口に出した時点で、「秘密のカード」は消えていくのです。黙っているからこそ、カードは増えていき、親を身近に感じるのだと信じています。

「テストの点がよいと親からほめられる」「走るのが1番になったらごほうびをもらえる」といった成果を出すことによってのみ、親から愛されていると思っている子どもがいます。しかし、そういう子どもは、成果が出せなくなったときに小さな挫折《ざせつ》を経験すると、不登校になったり、拒食症《きょしょくしょう》になったりします。そういう子どもたちに共通して見られる特徴《とくちょう》は、他人の評価ばかり気にして、自己像（セルフイメージ）が低いことです。

小さいころから「秘密のカード」をいっぱい持たせてあげましょう。秘密であるからこそ自分に自信がつくのです。

皆さんのお子さんは「秘密のカード」を何枚持っているでしょうか？

魔法の言葉 ⑤

「お母さんとのヒミツだよ」

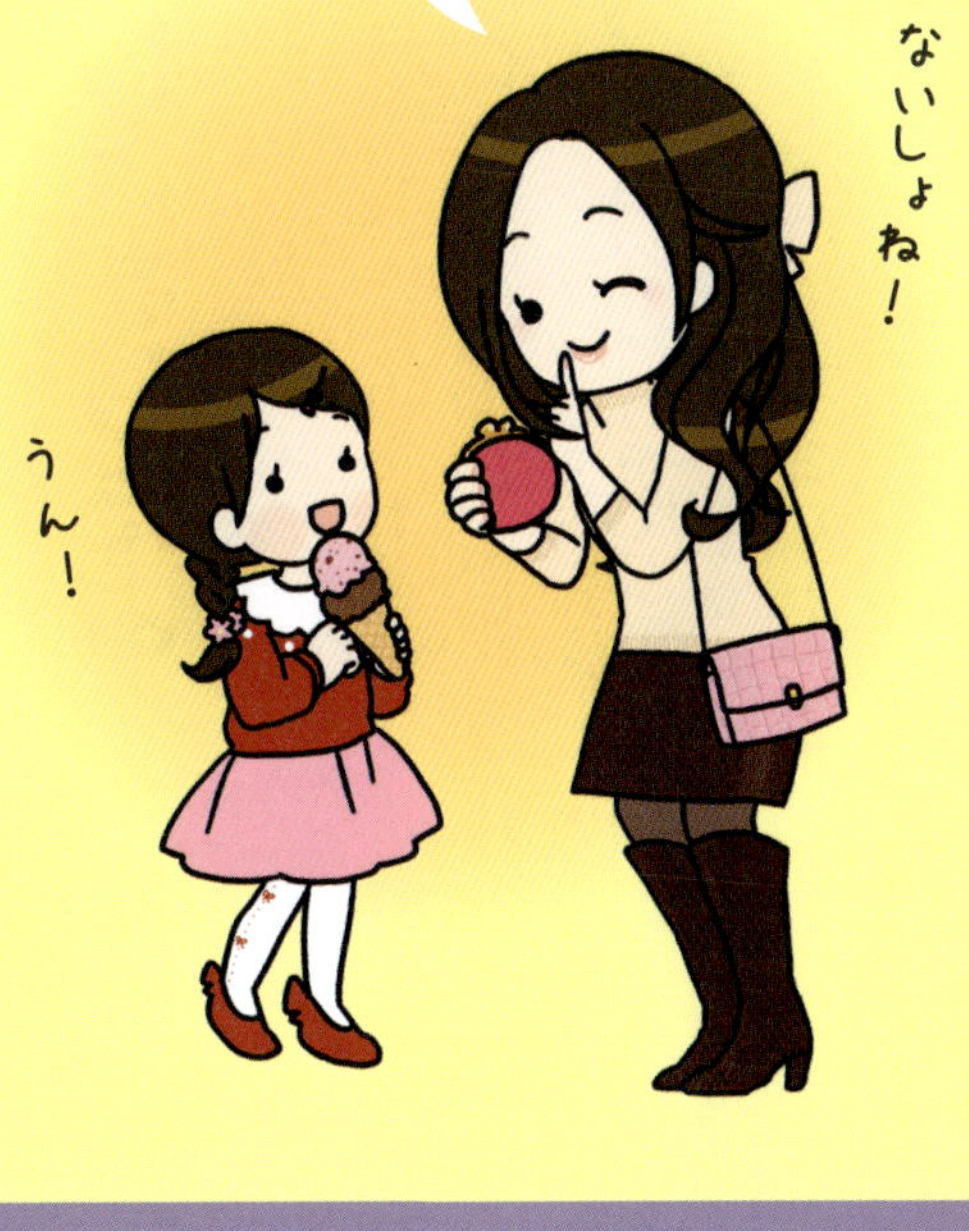

○子どもと２人だけの秘密＝「秘密のカード」
○「秘密のカード」をたくさん持っていれば、子どもはお母さんからいっぱい愛してもらっていると実感できる。

7

魔法の言葉⑥

「先生もおねしょをしたよ（私も同じことをしたよ）」

私が夜尿症《やにょうしょう》（おねしょ）外来を始めた理由をお話しします。

私は小学生になってもおねしょが治りませんでした。低学年のときは、おばあちゃんと一緒《いっしょ》の布団《ふとん》で寝《ね》ていました。夜中におねしょをして目が覚めるのです。布団がびっしょり濡《ぬ》れているだけでなく、おばあちゃんの寝巻きまで濡らすこともよくありました。私は自分で着替えてから敷布団《しきぶとん》を裏返しにして、「どうか、もうおねしょをしませんように」と願いました。朝、起きると少しだけおねしょをしています。「本当に僕《ぼく》はダメだな」と落ち込みながら、着替えをします。これが毎日続いたのです。

家族は怒《おこ》ったりはしませんでしたが、あきれていたと思います。「なんとかしないといけない」と思い、私にお灸《きゅう》を試みたのですが、効き目はまったくありませんでした。

小学6年生になると修学旅行があります。私は母には内緒《ないしょ》で修学旅行には参加しないつもりでした。おねしょが友達や先生にばれることは、死ぬほど辛《つら》いことだったのです。

修学旅行の日が近づくとクラスの話題は、「お金をいくら持っていくか」とか、「お土産《みやげ》は何がいい」とか、「班割りはどうしようか」とか、それはそれはにぎやかです。私もだんだんみんなと一緒に行きたくなりました。おねしょが絶対にばれない方法はないのか、考え続けました。そして、とうとう見つけたのです。

「眠《ねむ》らなければいいんだ！」

愛媛県の松山から船に乗って、大分県の別府《べっぷ》温泉に着きました。そうです。みんなと一緒に修学旅行に来ているのです。もう後戻《あともど》りはできない。計画どおりやるしかありません。夜になると枕《まくら》投げのゲームが始まり、しばらくすると電気が消えました。それから朝まで目を開けたまま頑張《がんば》ったのです。おねしょはしませんでした。夜が明けたとき、どんなにうれしかったか。

次の日は、バスに乗って地獄《じごく》めぐりの観光です。もう眠たくてどこをどう回ったのか覚えていません。こうして私の修学旅行は終わったのです。

ところが奇跡《きせき》が起こったのです。この日を境《さかい》に、おねしょがなくなったのです。ただ少し困ったことは、それから夜中に寝ぼけてトイレ以外の場所（玄関《げんかん》など）で排尿《はいにょう》することが続きました。これも家族の大きな問題になりましたが、数カ月で治まったので安心しました。

小児科の医者になってから、夜尿症の勉強を始めました。夜尿症のほとんどは自然に治ります。しかし、私は小学6年生まで悩《なや》みました。その悩みを少しでも軽くすることができればと願い、夜尿症外来を始めたのです。

小学6年生の女の子が母親と一緒に、夜尿症外来を受診しました。彼女は恥《は》ずかしくて緊張《きんちょう》しています。そこで、私はこの親子に言ったのです。

「先生もおねしょをしたよ」

「先生でもするんですか?」と疑う母親。そこで、私の夜尿症とのささやかな戦いについてお話しさせていただきました。親子はニコニコしながら外来を去っていきました。しばらくして、母親から手紙をいただきました。

「娘は先生もおねしょをすると聞いて安心したのか、自然におねしょが治りました。ありがとうございました」

こんなことってあるんですね。私の恥ずかしい経験が役に立つなんて。それからは、夜尿症外来を初めて受診《じゅしん》する子どもたちに、最初に伝えています。

「先生もおねしょをしたよ」

父親は子どもにいい格好《かっこう》を見せたがります。失敗談さえ美談にして、「お父さんはこんなに頑張ったんだ」と、わが子に自慢《じまん》します。でも、子どもはそんな父親を自慢に思うのではなく、むしろ閉口してしまいます。

父親が子どもに話す昔話を聞いて、おばあちゃんは笑っていることも多いと思います。「お前が子どものときも同じだったよ」と。

ときには大人は子どもに自分の「失敗談」を話すことも効果があります。親は完璧《かんぺき》な自分をあまり演出しすぎないように気をつけたほうがよいかもしれません。親だって、失敗したり、悩んだり、苦しんだりします。そういうところを見せてあげることが、逆に子どもに信頼されることもあるのです。

魔法の言葉 ⑥

「私も同じことをしたよ」

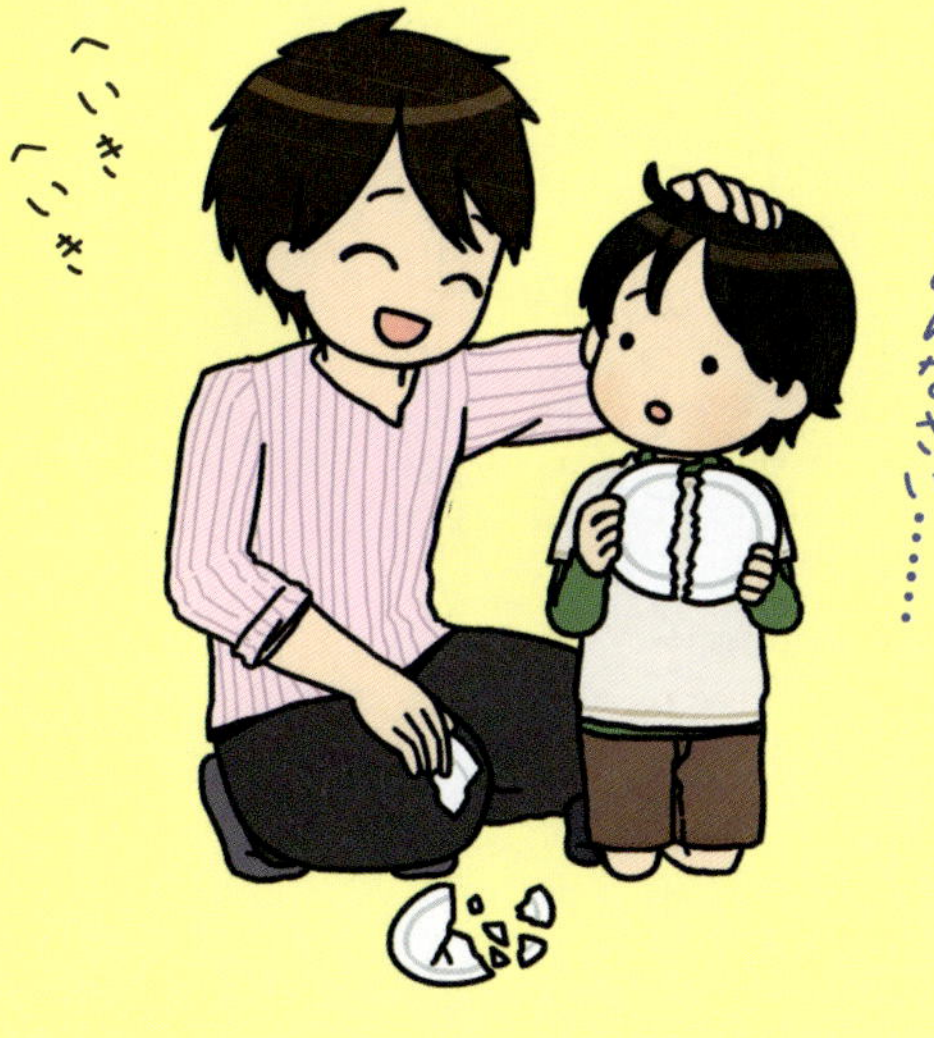

○親の失敗談は、ときには効果的。かえって子どもからの信頼を得られることがある。
○親は完璧な自分をあまり演出しすぎないように気をつけよう。

8 魔法の言葉⑦

「かわいいね」

思春期に入り、美しくなりたいとダイエットを始めたところ、拒食症《きょしょくしょう》になってしまう女性がいます。一方で、拒食に耐え切れず、その反動から一度にものすごい量を食べてしまいます。そして、太ってしまうことへの不安感から指を喉《のど》に突《つ》っ込《こ》んで、食べた物を吐《は》き出すことをくり返す女性もいます。「あなたはそんなに痩《や》せなくても、きれいな女性だと思いますよ」と言っても信じてくれません。体重が30キログラムを切っても、本人は「まだ太っていて醜《みにく》いので、もっと痩せたい」と言うのです。

拒食症の人は、一般的に自己像（セルフイメージ）がみすぼらしい人が多いと言われています。なかでも、幼いころに親から愛されなかったという思いが強い人は、その原因は自分に欠点があるからだとか、自分が悪い子だからと思ってしまいがちです。

こうして幼少時に劣等感《れっとうかん》の種がまかれると、成長しても自己像が極めて低く、社会の目を意識して自信のない人になってしまうと、私は考えています。

拒食症の体験談をある雑誌で読んだことがあるのですが、そのなかで、拒食症の女性は、「体重が増えたら、お母さんが私のことをかまってくれなくなる」と言っていました。この方は、母親から「あなたとは相性が悪い」と言われたことをずいぶんと気に病んでいるようでした。親から受け入れてもらえず、自己像が低く、自分に自信がない人になってしまった実例のように思えました。

拒食症に悩む子どもたちは、食事を取れないのではなく、愛を与えられていないのです。親はそんな子どもたちに愛を与えていくことです。そして、子どもが本来持っているはずの「不滅《ふめつ》の力」を信じて、彼らの自己像を高められるよう、自信を回復させてあげることです。小さい頃から「かわいいね」「賢《かしこ》いね」など、ほめる努力をしたいものです。子どもに自己信頼感を持たせるためにも、「かわいいね」という「魔法《まほう》の言葉」を使ってください。

成功すれば一緒《いっしょ》に喜んでやり、失敗すればその経験から教訓を見つける姿勢を育《はぐく》むことも大切です。そのようにして育った子どもは、素晴らしい自己像を持つことができるのではないでしょうか。

子どもが自分自身を受け入れ、愛することができるようになれば、人生を奇《き》跡《せき》のような素晴らしい旅にすることができるでしょう。

魔法の言葉 ⑦

「かわいいね」

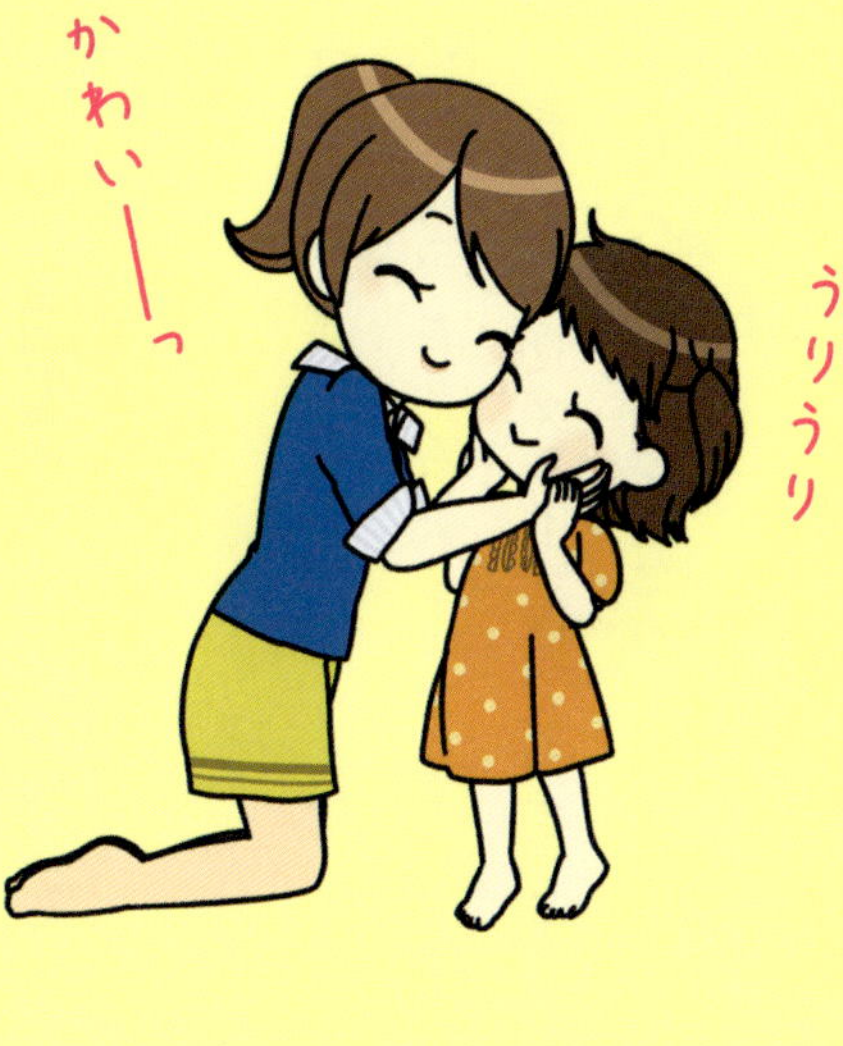

○小さなころから「かわいいね」「賢いね」など、ほめて育てよう。
○ほめて育てると、子どもが自己像を高め、 自信をつける。
○成功すれば一緒に喜び、失敗すればその経験から教訓を見つける姿勢を育もう。

9 魔法の言葉⑧

（父親が子どもと真剣《しんけん》に向き合う）

私は、幼い子どもの「からだコトバ」を観察しているうちに、「青少年にも『からだコトバ』があるのではないか」と、考えるようになりました。県外に住む古くからの友人から、「自分の子どもが不良グループに入ってしまった」と相談を受けたことがきっかけでした。友人に了承《りょうしょう》を得たので、紹介《しょうかい》させていただきます。

成績のほうはいま一つながらも、とても素直で優《やさ》しいタイプの男の子が、高校に入学したとたん、不良グループに目をつけられ、仲間に入ってしまいました。眉《まゆ》を剃《そ》り、金髪《きんぱつ》に染《そ》め、服装もいかにもそれらしい格好《かっこう》になってきました。家族に対して乱暴な言葉を吐《は》き、話し合いもできません。どうやら学校では先《せん》輩《ぱい》たちがタバコを吸うときの見張り番をさせられ、学校の外では万引きの手伝いもさせられているようでした。この少年が通っているのは公立高校です。もし辞めてしまうと、近隣《きんりん》に行けそうな公立高校もなく、遠くの私立に通うにはお金がかかります。母親はどうしたらいいのか、判断がつきかねていました。

少年はだんだん夜は眠れず、朝も起きられなくなってきて、頭痛や腹痛を訴《うった》えるようになりました。日中はそんな様子なので学校には行けなくなりましたが、それでも、夜になると不良グループから呼び出しがかかり、使い走りをさせられます。

出席日数が足りなくなるほど、欠席が続きました。少年の本心は「やっと入学できた高校なのだから、不良グループから抜け出して、普通《ふつう》の学校生活を送りたい」ということもわかってきました。

母親には不満なことが1つありました。父親が子どもの教育に関心がなく、すべて母親まかせで、息子の問題について真剣《しんけん》に取り組んでくれないということです。

母親が父親に「子どもにちゃんと言ってください」と頼むと、父親は「学校に行きたくなかったら行かんでもいい」と怒《おこ》ったように言って、それ以後黙《だま》ってしまうそうです。

「ひょっとしたら、この子は父親からの愛情に飢《う》えているのではないか……」

「眠れなくなったり、起きられなくなったり、非行や不登校も、青少年にとっての『からだコトバ』ではないか」と、私は考えました。

そして、「親がわが子のことで心配しないはずはない。父親はただ不器用《ぶきよう》なだけだ。この子は今、男としての自信を失っているのではないか。それなら、この子に必要なのは父親だ」とも感じ、それをそのまま母親に伝えました。

とうとう父親が息子のために動き始めました。この子の父親は、鉄工所に勤めています。学校を休ませて、父親は金髪のわが子を朝から夕方まで職場に連れて行き、仕事を手伝わせました。社長に頼み、賃金《ちんぎん》も払ってもらいました。運のいいことに、この鉄工所の社長さんは「俺も昔はやんちゃしたから」と、この少年を快《こころよ》く受け入れてくれたのです。この職場は、危険な仕事が伴いますし、この子にとっては重労働だったと思いますが、喜んで仕事をします。この仕事がこの少年に合っていたようです。

2カ月経って、この親子に変化が現れてきました。少年の髪が黒髪に戻ったというのです。仕事がきついせいか、夜になるとぐっすり眠れます。朝になるとしっかりごはんを食べて、父親と一緒《いっしょ》に仕事に向かいます。家族に乱暴な言葉を吐くこともなくなりました。「以前の素直な子どもに戻りました」と母親は涙《なみだ》を流していました。

1年後、この子は定時制高校に復学し、「仕事に必要な資格も取りたい」と見《み》違《ちが》えるようにしっかりしてきたそうです。この子が、父親からの愛情を注がれ、男としての自信を取り戻《もど》したのでしょう。家族にとっては、自分の進む道を見つけてくれたことがとてもうれしかったようです。

子どもの相談を受けるたびに感じるのは、父親の存在が見えないことです。母親が1人で奮闘《ふんとう》しているように見えます。多くの父親が、問題を抱《かか》えているわが子とは会話が少ないようです。実は私もそうなのです。わが子のことを人一倍心配しているのに、わが子と向き合ってちゃんとしゃべることができない……父親というのは不器用な種族なんです。

子どもが学ぶ場所は学校ばかりではないのです。不登校に苦しむ家族の皆さん、もっと大きな視野をもって世界を見渡してください。学ぶ場所は至るところにあります。素晴らしい教師は学校以外のところにもいます。父親だって教師になれるのです。この世のなかは案外捨てたものではないですよ。

子育てにおいて、ここぞというときはご主人を頼ってみてはいかがでしょうか。お母さんでは考えもつかない方法で、「からだコトバ」に応《こた》えてくれるかもしれません。子育てのやり直しのチャンスだけではなく、夫婦の絆《きずな》を深めるチャンスにもなることでしょう。

また、母子家庭なので、父親がいないというご家庭もあるでしょう。そういう場合は、父親的な存在になってくださる方を探してみてはいかがでしょうか。親身になって相談にのってくれる方というのは、けっこういらっしゃるものです。職場の方、子どもの昔の担任の先生、自治会の役員さん、地域で熱心にボランティア活動をされている方など、きっと身近に、どなたかいらっしゃるはずです。

あなたを悩《なや》みの底から引っ張り出し、明るい光を投げかけてくださる方と、どうか出会うことができますように……。

魔法の言葉⑧

(父親が子どもと真剣に向き合う)

○子どもが学ぶ場は学校だけではない。学ぶ場は至るところにある。

○男として自信を失っている男の子に必要なのは、「父親」や「父親的なもの」。

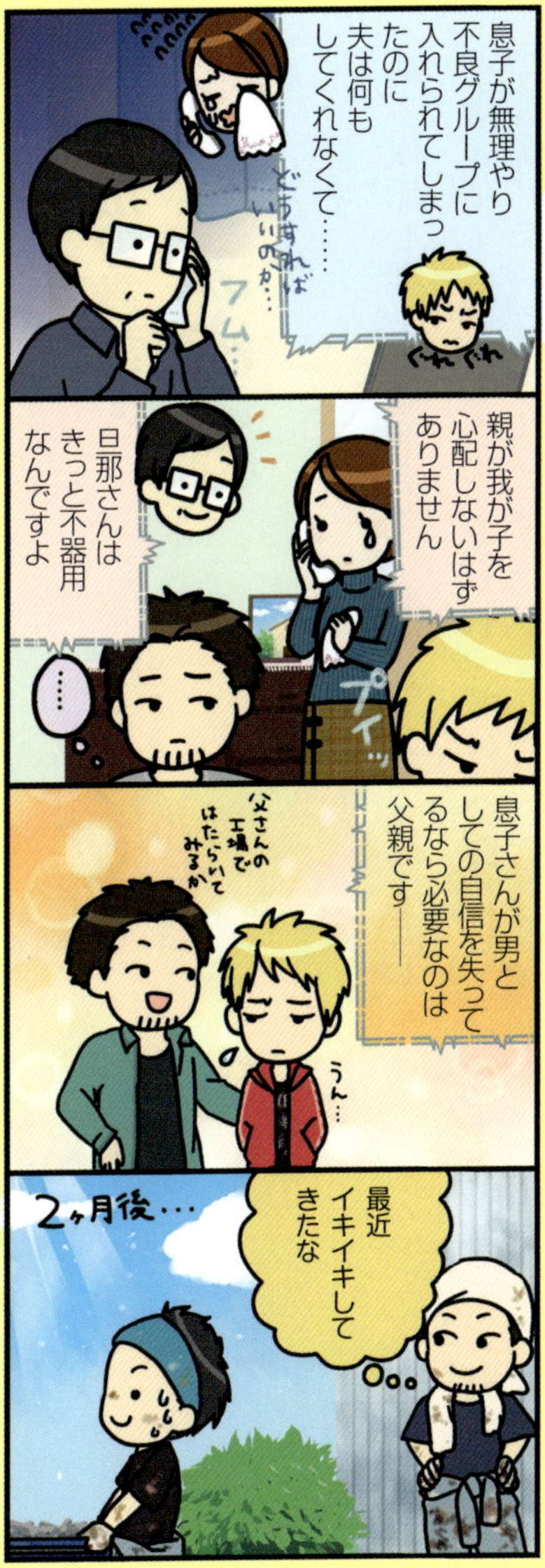
息子が無理やり不良グループに入れられてしまったのに夫は何もしてくれなくて……
どうすればいいのか…
フム…
ぐれぐれ
親が我が子を心配しないはずありません
旦那さんはきっと不器用なんですよ
……
プイッ
息子さんが男としての自信を失ってるなら必要なのは父親です――
父さんの工場ではたらいてみるか
うん…
2ヶ月後…
最近イキイキしてきたな

10 魔法の言葉⑨

「おはよう」

ある臨床《りんしょう》心理士の講演会で、興味ある話を聞きました。

小学4年生の男の子が、不登校を続けています。いろいろなところに行き、相談したのですが、解決はしませんでした。最後に、母親は臨床心理士を訪《たず》ねたのです。臨床心理士は話を十分に聞いたあと、こう言いました。

「明日から毎朝、笑顔で『おはよう』と言ってください。きっといいことが起こりますから」。たったこれだけで解決するのかと疑いながら、他に方法もないので、母親は子どもに毎朝「おはよう」と言い続けました。それから2年後に、子どもは自分から学校へ行くようになったのです。その子は、そのときの心境を臨床心理士に語っています。

「僕《ぼく》のお母さんはアホやで。毎朝毎朝、こっちは返事もしないのに、『おはよう』をゆうんや。ほやけどな、そのおかげで、2年間家におることができたわ」

不登校の子どもたちは自宅にいても心休まらず、居場所がないのかもしれません。母親の笑顔から出る「おはよう」が彼を少しずつ癒《いや》していたのだと思います。不登校が治るのに2年かかりましたが、彼にとっては必要な時間だったのでしょう。


自分も他人も明るくさせる簡単な方法は、「笑顔」と「おはよう」です。

私は毎朝病院の裏玄関《うらげんかん》から入り、診察《しんさつ》室に行くまでに20メートルの廊下《ろうか》を歩きます。その間に会う人は、患者《かんじゃ》さんも含めて10人以上います。丁寧《ていねい》にゆっくりと笑顔で「おはよう」と挨拶《あいさつ》すると、「おはよう」と戻《もど》ってきます。とっても元気になります。

お母さんが朝からニコニコして「おはよう」と挨拶すると、子どもたちは「今日も何かいいことがあるのかな」と期待します。そうすると、朝食の時間が明るくなります。この明るさは学校に行っても残っています。友達に笑顔で「おはよう」と挨拶すると、友達も笑顔で応《こた》えてくれます。こうやって次々に周りの人に伝わっていくものなのです。

苦手な相手とか、話したくもない相手はいませんか？　黙《だま》っていると相手はだんだん遠い存在になり、関係を修復できなくなります。こんな相手こそ、朝、笑顔で「おはよう」と言いましょう。それ以上は、お互いの誤解が解けて話し合えるようになるまで、一定の距離《きょり》を取って付き合ってみましょう。「おはよう」には、相手と和解するまでの時間を与える効果もあるのです。

魔法の言葉⑨

「おはよう」

○笑顔の「おはよう」は、子どもにとって大きな癒しとなる。
○苦手な相手に出会ったら、笑顔で「おはよう」と言おう。「おはよう」は、相手と和解するまでの時間を与えてくれる。

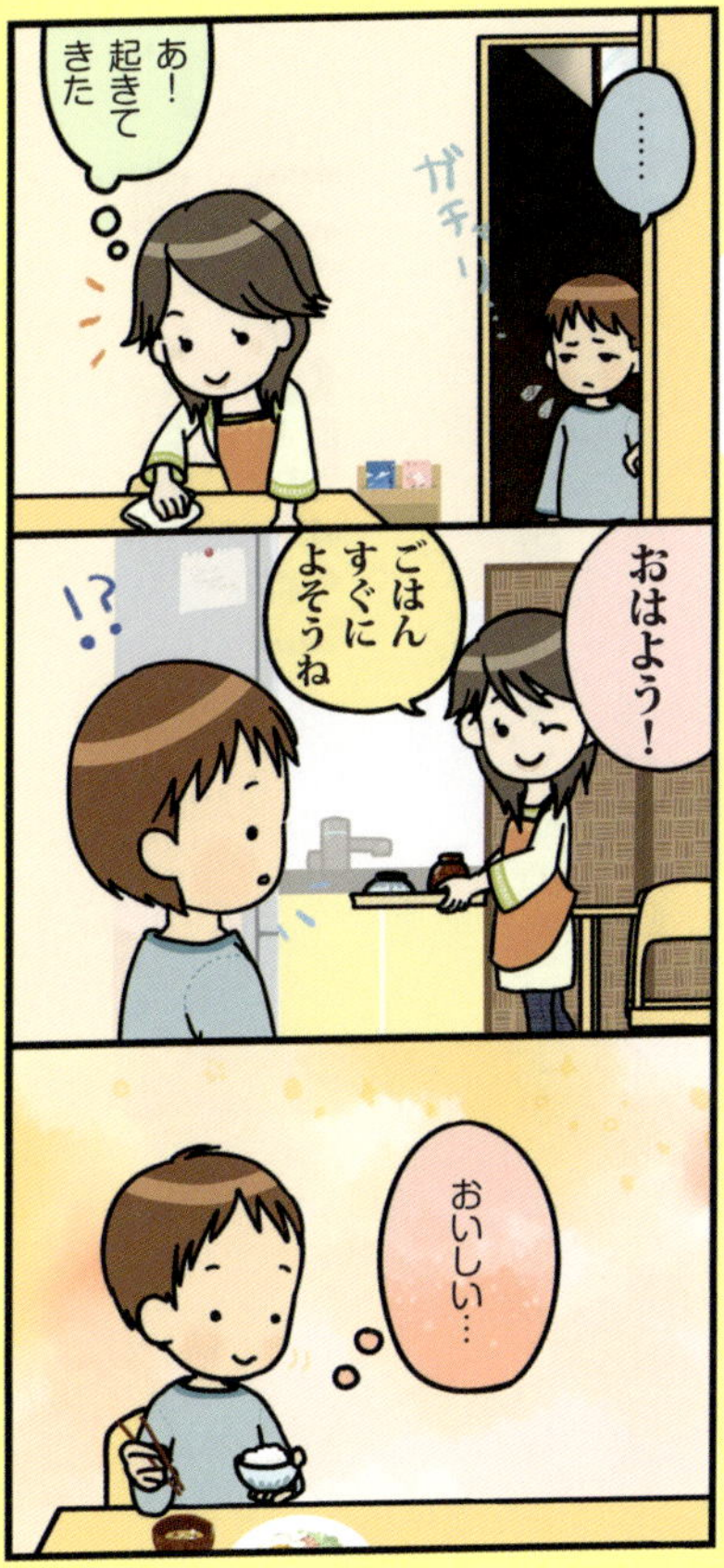
……
ガチャ
あ!起きてきた
おはよう!
ごはんすぐによそうね
!?
おいしい…

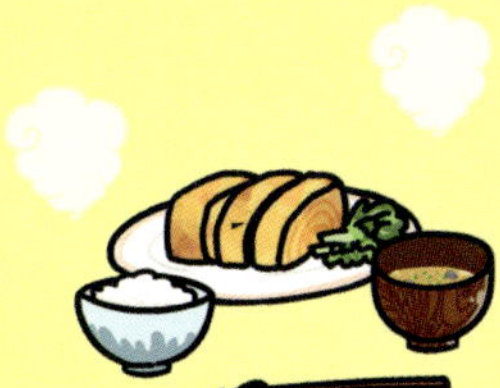

11

魔法の言葉⑩「すごいね」

小児科の外来に10歳のダウン症の男の子が受診《じゅしん》に来ました。ダウン症とは、生まれつき染色体《せんしょくたい》に異常があるため軽度の知的障害を伴う病気です。彼は1枚の画用紙を大事に持っているので、頼んで見せてもらいました。そこには数字がびっしり書かれています。すぐに電話帳だとわかりました。彼は電話帳の1ページを1回見ただけで、画用紙に正確に書いたと母親から聞きました。私はあまりにもびっくりしたので、思わず、「すごいじゃないですか」と母親に言うと、「これが何の役に立つのですか」とそっけない返事。

でも、この記憶力《きおく》はやっぱりすごいじゃないか。神様はこの子に特別な能力

（天賦《てんぷ》の才、ギフト）をプレゼントしたんだ、きっと。

小児科外来には知的障害や発達障害を持った子どもたちも多く受診します。お母さんは子どもの将来に悩《なや》み、どのように子どもを育てればいいのか相談に来るのです。

そういうときは、「神様からプレゼントされた才能があるかもしれないから、訓練《くんれん》していくなかで、あるいは生活していくなかで、見つけていきましょう」とお母さんに伝えることにしています。

ほとんどのお母さんは、「そういう特別な子どもがいることは認めるけれど、うちの子に限って特別な才能があるとは思えない」と言います。

それに対して私は、「才能を発見するのは教師や医師ではない、毎日一緒《いっしょ》に生活しているお母さん、あなたなのですよ」とお伝えします。

子どもの劣《おと》っている部分だけを見つめて苦しんでいるお母さんが多くいます。

例えば、子どものこだわりに困っているお母さんがいます。こだわりも考えようによっては才能に変わることもありえます。このこだわりが研究に向かえば世紀の発見になるかもしれません。コンピューターにこだわるようになると、プログラマーになる人も出てくるでしょう。

子どもに多動性があったとしても、いろんなことに関心が多い証拠《しょうこ》なのです。これだって才能になると思います。

障害の程度が強いと、「みんなのお世話になってばかりで才能なんてありません」と話すお母さんも多いことでしょう。本当に何のお役にも立たない人間なんているのでしょうか？

私が小学4年生のときのことです。同じクラスに雄《ゆう》ちゃんという同級生がいました。重度の脳性マヒを患《わずら》っており、いつも車椅子《いす》に乗ってお母さんと一緒に授業を受けていました。彼の話す言葉は聞き取りにくいのですが、不思議と通じ合うのです。クラスのみんなが彼を大切に思い、彼もまた私たちに笑顔で応《こた》えてくれました。私が障害者と向き合ったのはこのときが初めてでした。5年生に上がるときに家族の判断で施設に入ることになり、別れの日を迎《むか》えたのです。私は思い切り泣《な》きました。みんなも泣きました。

それからずっとあとになって、「障害を持っている人は健康な体を持っている人に、健康であることのありがたさや優《やさ》しい心を教えてくれる先生の役目を持っているのですよ」と教わりました。

私は小児科医として、現在、発達障害や知的障害の子どもたちの療育《りょういく》にかかわる仕事をしています。雄ちゃんが私を導いてくれたと感謝しています。これが雄ちゃんの才能なのです。才能には、自分を高める能力もありますが、他人を感化する能力もあります。

神様はすべての子どもにそれぞれ特別な才能を与えてくださっています。最初から否定すると、あるものも見えなくなります。
「うちの子に限って才能はあるはずだ」と、大真面目《おおまじめ》に思ってください。
小さなことでも「すごいね」って言ってあげてください。そして、
神様からのプレゼントが見つかりますように祈《いの》っています。

魔法の言葉⑩

「すごいね」

○「うちの子に限って才能はあるはずだ」と大真面目に思って、子どもの長所を見つけ出そう。

○小さなことでもほめてあげよう。

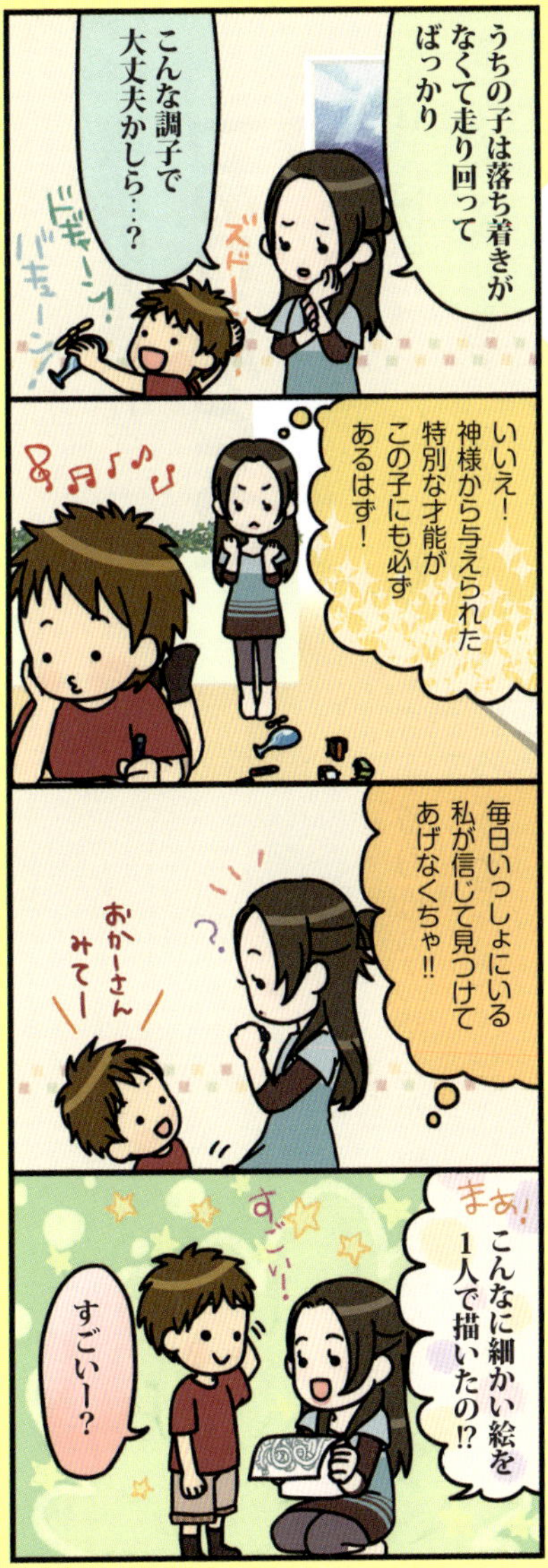

うちの子は落ち着きがなくて走り回ってばっかり
こんな調子で大丈夫かしら…？
いいえ！神様から与えられた特別な才能がこの子にも必ずあるはず！
毎日いっしょにいる私が信じて見つけてあげなくちゃ!!
おかーさんみてー
まあ！
こんなに細かい絵を1人で描いたの!?
すごい！
すごいー？

12

魔法の言葉⑪「ありがとう」

子育てに悩《なや》んでいたり、疲《つか》れていたりするお母さんたちから、相談を受けることがよくあります。悩みに応じて、いろんなお答えをしているつもりです。「子育ての原点に戻《もど》れるような、そんな話ができたらな」と常々に思っています。

子育ての原点に戻ってほしいとき、私が紹介《しょうかい》させていただく話のなかで、『お母さん、ぼくが生まれてごめんなさい』（向野幾世《こうのいくよ》著・産経新聞ニュースサービス）があります。

著者の向野幾世先生は、かつて養護学校の教諭《きょうゆ》をしていたときに「やっちゃん」と出会います。やっちゃんは、生まれたときに仮死状態になり、脳性マヒになりました。5歳になって、パンでも肉でも野菜でも、ことごとく細かくちぎって食べさせてもらうのですが、口がうまく開いてくれないので、一度の食事に2時間もかかるほどでした。お母さんは、「やっちゃんを普通《ふつう》の子どもと同じように育てたい」と、何でも体験させるために、できるだけ家の外へ連れ出すことにしました。恐竜博《きょうりゅうはく》を見るために、車椅子《いす》に乗って電車を乗り継《つ》ぎながら行ったこともありました。お母さんが新しい体験を次々とさせてくれるので、やっちゃんは大喜びでした。これが好奇心を育《はぐく》み、何ごとにも意欲的な性格を形づくったと書かれています。

向野先生はやっちゃんが1年生のときから担任として、彼を見守ってきました。そのころ向野先生は、言葉も十分に話せず手足も不自由な子どもたちに、言語訓練《くんれん》をしていました。やっちゃんとも、顔の表情や手足の緊張《きんちょう》具合などから、彼の心に近づいていきます。向野先生があげる言葉と、やっちゃんが表現したいことが一致《いっち》すれば、目をぎゅっとつぶってイエスのサイン、違《ちが》っていれば舌を出してノーのサインを送るという方法で、15歳のときに、次の詩が生まれました。「ごめんなさいね　おかあさん」の1行だけで、1カ月かかったといいます。

ごめんなさいね　おかあさん
ごめんなさいね　おかあさん
ぼくが生まれて　ごめんなさい
ぼくを背負う　かあさんの
細いうなじに　ぼくはいう
ぼくさえ　生まれなかったら
かあさんの　しらがもなかったろうね
大きくなった　このぼくを
背負って歩く　悲しさも
「かたわな子だね」とふりかえる

つめたい視線に　泣くことも
ぼくさえ　生まれなかったら

これを読み終えたお母さんは、目がしらを押さえて無言で立ちつくしていました。次の日に、お母さんから手紙が届きました。

私の息子よ　ゆるしてね
わたしのむすこよ　ゆるしてね
このかあさんを　ゆるしておくれ
お前が　脳性マヒと知ったとき
ああごめんなさいと　泣きました
いっぱいいっぱい　泣きました
いつまでたっても　歩けない

お前を背負って歩くとき
肩にくいこむ重さより
「歩きたかろうね」と　母心
〝重くはない〟と聞いている
あなたの心が　せつなくて
わたしの息子よ　ありがとう
ありがとう　息子よ
あなたのすがたを見守って
お母さんは　生きていく
悲しいまでの　がんばりと
人をいたわるほほえみの
その笑顔で　生きている
脳性マヒの　わが息子

そこに　あなたがいるかぎり

このお母さんの心を受け止めるようにしてやっちゃんは、後半の詩づくりにまた挑《いど》みました。

ありがとう　おかあさん
ありがとう　おかあさん
おかあさんが　いるかぎり
ぼくは生きていくのです
脳性マヒを　生きていく
やさしさこそが　大切で
悲しさこそが　美しい
そんな　人の生き方を

教えてくれた　おかあさん
おかあさん
あなたがそこに　いるかぎり

この詩を残してやっちゃんは、2カ月も経たずして亡くなりました。まるで、この詩に思いを託《たく》し、使命を果たしたように。献身《けんしん》的な与えきりの親の愛と、それに応《こた》えた子どもの感謝の心が、読む人に感動を与え続けるのだと私は思います。

子どもに対して、「あなたが生まれてきてうれしい」「あなたの存在そのものが愛《いと》おしい」「自分を親として選んでくれて、本当にありがとう」ということをぜひ伝えてください。言葉として、態度として、子どもの心に届くように伝えることができたら、子どもに自尊心を植えつけ、自分も他人も大切にする子に育つ「魔法《まほう》の言葉」となると信じて疑いません。

最後に私の体験談をご紹介します。

ある日、家族でデパートに出かけたとき、生後1カ月の次男の体が異常に熱いことに気づきました。そのまま、当時私が勤務していた病院に行き検査したところ、肺《はい》の周りに膿《うみ》がたまる重症の肺炎《はいえん》だとわかりました。

この病院には、小児科医は私しかいなかったので、私は主治医にならざるを得ませんでした。抗生《こうせい》物質を投与しても、全身の状態は改善《かいぜん》せず、40度を超える高熱が続きます。弱々しい泣き声を聞くたびに、医師として父親としての無力さを感じるばかりでした。

私は、医学書を何度も読み返し、その治療《ちりょう》方針を忠実《ちゅうじつ》に実行していきました。考えに考えた末、外科医に依頼して、肺の周りの膿を取り出す手術を行いました。入院後7日目にしてやっと解熱《げねつ》。そのときは、関係スタッフに「ありがとう」

と何度もお礼を言ったものです。

1カ月後、息子は家に帰ってきました。少しスリムになった赤ちゃんは、よほどうれしかったのでしょうか、優《やさ》しい笑顔を絶やしません。その笑顔を見ながら、私は「これから出会うすべての子どもたちに対して、わが子を治療したときと同じ気持ちで治療していこう」と誓《ちか》ったのでした。わが子から医者としての姿勢を教えられたと感謝しています。

遅くなりましたが、成人した息子にこの気持ちを届けます。

「お父さんは君から大切なことを学んだよ。ありがとう」

魔法の言葉⑪

「ありがとう」

○子どもに心からの「ありがとう」を伝えよう。

○「ありがとう」は子どもに自尊心を植えつけ、自分も他人も大切にする子に育つ、魔法の言葉。

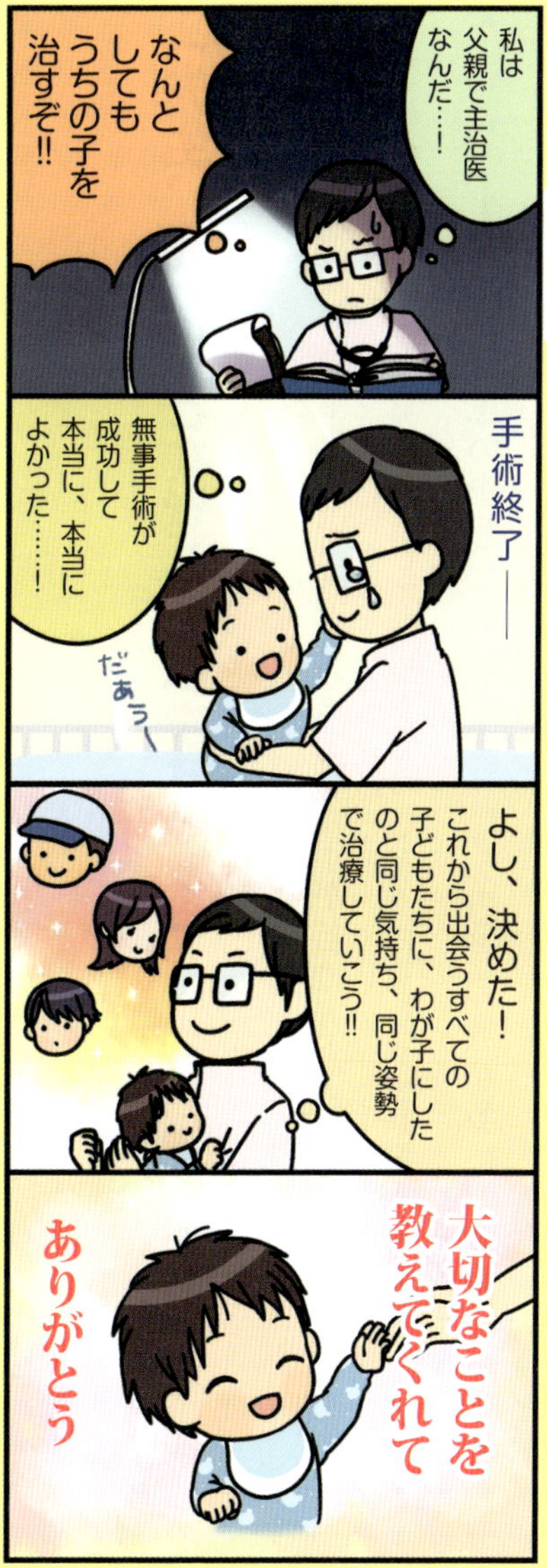

私は父親で主治医なんだ…!

なんとしてもうちの子を治すぞ!!

手術終了――

無事手術が成功して本当に、本当によかった……!

だあう~

よし、決めた!

これから出会うすべての子どもたちに、わが子にしたのと同じ気持ち、同じ姿勢で治療していこう!!

大切なことを教えてくれて
ありがとう

エピローグ

「先生、僕《ぼく》のことを覚えていますか?」

ある日、病院の廊下《ろうか》を歩いていると、好青年が私に近寄ってきて、「先生、僕《ぼく》のことを覚えていますか?」と質問するのです。おそらく小さいときに診察《しんさつ》した患者《かんじゃ》の1人かなと思いましたが、あまりにも患者の数が多いので思い出すことができません。首をかしげていると、名前を名乗ってくれました。忘れることのできない名前でした。当院のNICU(新生児集中治療室《ちりょう》)で元気に育った超未熟児だったのです。

「もちろん覚えていますよ。今日はどうしたの?」と聞いても、何も話しません。私の医局に連れて行き、落ち着いたところで、再び「どうしたの?」と聞くと、「医学部を受験します。僕、小児科の医者になりたいのです」と言うではありませんか。

突然、私の胸にこみあげるものが沸《わ》いてきてしばらく何も言えませんでした。

私は机の中から大切にとってある1枚の写真を彼に見せました。その写真には、保育器に入っている小さなわが子をじっと見つめる両親の後ろ姿が映っていました。

「君はこの2人が誰かすぐにわかるよね。保育器の中の赤ちゃんはもちろん君だよ。この写真が何時に撮影されたかわかるかい？　深夜の2時だよ」

彼はすべてを理解したのでしょう。写真を見ながら泣き続けていました。

母親は、出産してからわが子が退院するまで、ずっとＮＩＣＵの隣室《りんしつ》に付き添《そ》いとして居続けたのです。母親は起きると寝《ね》るまで自由にＮＩＣＵに出入りし、毎晩2時まで保育器のなかのわが子に声をかけ、背中や手足を優《やさ》しくさすってやります。両親の愛をいっぱい受けて人生のスタートを切った小さな赤ちゃんが、18年後の今、私の目の前にいるのです。そして、医者になりたいと言うのです。

未熟児の出生に立ち会ったものとして、「ご両親は上手《じょうず》に育てたな」と、うれしくなりました。どんな子育てをしたのでしょう?

普通《ふつう》なら大学入試に合格してから報告に来るのに、なぜ受験する前に私に会いに来たのでしょうか? 彼に理由を尋《たず》ねると、私に励《はげ》ましてほしいので会いに来たというのです。彼が一番言ってほしい言葉は何か考えた末、私の口から出た「魔法の言葉」は、「だいじょうぶ」でした。

最後に、本書を書くにあたり、カバーと本文にかわいい絵を描いてくださった森元淳子さんに深謝いたします。

小児科外来医療《いりょう》を通して、子育ての魔法の言葉を教えてくれたすべてのお母さん、お父さんや子どもたちに、心から感謝いたします。

２０１３年２月

小児科医　上田　隆

参考文献

大川隆法 著『未来の法――新たなる地球世紀へ』幸福の科学出版、2013年
大川隆法 著『幸福の法――人間を幸福にする四つの原理』幸福の科学出版、2004年
大川隆法 著『超・絶対健康法――奇跡のヒーリングパワー』幸福の科学出版、2009年
大川隆法 著『お母さんの子育てバイブル じょうずな個性の伸ばし方』幸福の科学出版、2012年
千田要一 著『幸福感の強い人、弱い人――最新ポジティブ心理学の信念の科学』幸福の科学出版、2012年
池川 明 著『覚えてるよ! 生まれる前のこと――出生前記憶からわかる、幸せ妊娠&胎教BOOK』幸福の科学出版、2008年
渡辺久子 著『母子臨床と世代間伝達』金剛出版、2000年
ドロシー・ロー・ノルト、レイチャル・ハリス 著、石井千春 訳『子どもが育つ魔法の言葉』PHP研究所、1999年
黒柳徹子 著『窓ぎわのトットちゃん』講談社、1981年
向野幾世 著『お母さん、ぼくが生まれてごめんなさい』産経新聞ニュースサービス、1978年

装丁：庄村香子　イラスト：森元淳子

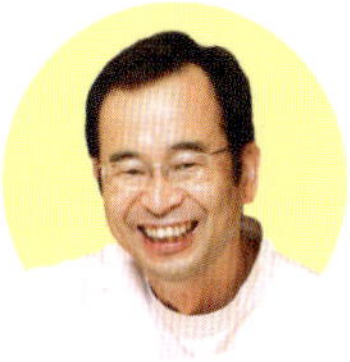

上田 隆（うえだ・たかし）

1953年、愛媛県生まれ。

小児科医。徳島大学医学部卒業。

厚生労働省の研究事業「助産所における安全で快適な妊娠・出産環境の確保に関する研究」の研究協力者として、助産所業務ガイドラインの作成にも携わる。「医療をとおして、病める子どもたちやその家族に、生きる力と勇気と希望を伝えていきたい」と、日々診療の傍ら、全国での講演、テレビ出演、医学専門雑誌への連載執筆など精力的に活動している。本書のほかに『生まれる前からハッピー育児！』（幸福の科学出版）がある。

機嫌のいい子に育つ

ママの口ぐせ

2013年 3月 1日 初版第1刷

著　者　上田 隆

発行者　本地川 瑞祥
発行所　幸福の科学出版株式会社
〒107-0052 東京都港区赤坂2丁目10番14号
TEL (03) 5573-7700
http://www.irhpress.co.jp/

印刷・製本　株式会社サンニチ印刷

落丁・乱丁本はおとりかえいたします

ISBN978-4-86395-308-6 C0037

大川隆法ベストセラーズ・理想の教育を目指して

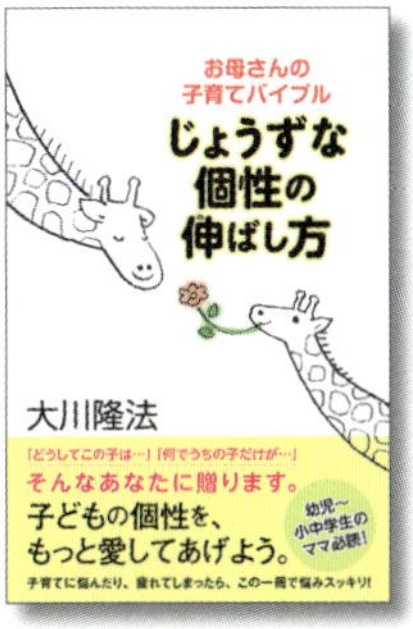

じょうずな個性の伸ばし方
お母さんの子育てバイブル

1,400円

幼児から小学生のママ必読!「どうしてこの子は」「何でうちの子だけが」と、子育てに悩み、疲れてしまっても、この一冊で心スッキリ。

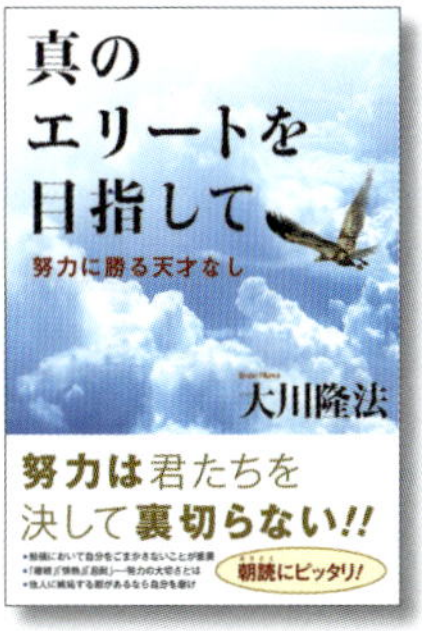

真のエリートを目指して
努力に勝る天才なし

1,400円

幸福の科学学園で説かれた法話を収録。「学力を伸ばすコツ」「勉強と運動を両立させる秘訣」など、未来を拓く心構えや勉強法が満載。

大川隆法ベストセラーズ・本当の幸福を求めて

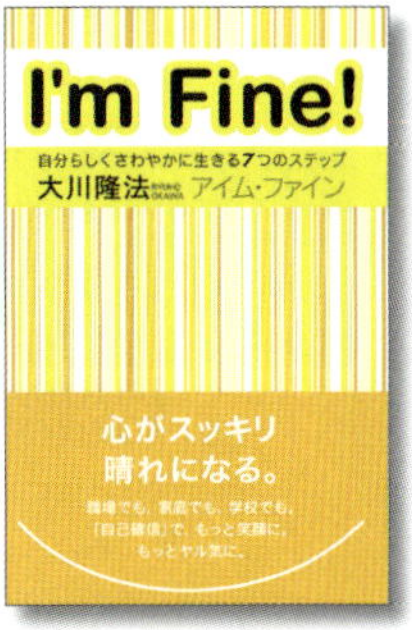

アイム・ファイン
自分らしくさわやかに生きる7つのステップ

1,200円

「自己確信」があれば、心はスッキリ晴れ上がる! 笑顔、ヤル気、タフネス、人間の魅力を磨き続けるための7つのステップ。

ハウ・アバウト・ユー?
幸せを呼ぶ愛のかたち

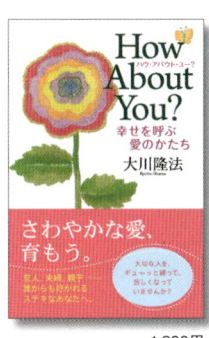

1,200円

あなたは愛を誤解していませんか。恋人、夫婦、親子の関係を好転させる「ほんとうの愛」を知って、あなたも周りも、もっと幸せに。

子《こ》どもにとって大切《たいせつ》なこと

強《つよ》くたくましく生《い》きるために

努力《どりょく》してゆこう。勇気《ゆうき》を持《も》とう。
ねばり強《づよ》く勉強《べんきょう》していこう。
そして多《おお》くの人《ひと》たちを
幸福《こうふく》にしていける人間《にんげん》になろう。
心《こころ》の力《ちから》のすばらしさを信《しん》じ、
明《あか》るく、成功《せいこう》する人になろう。

（「まえがき」より）

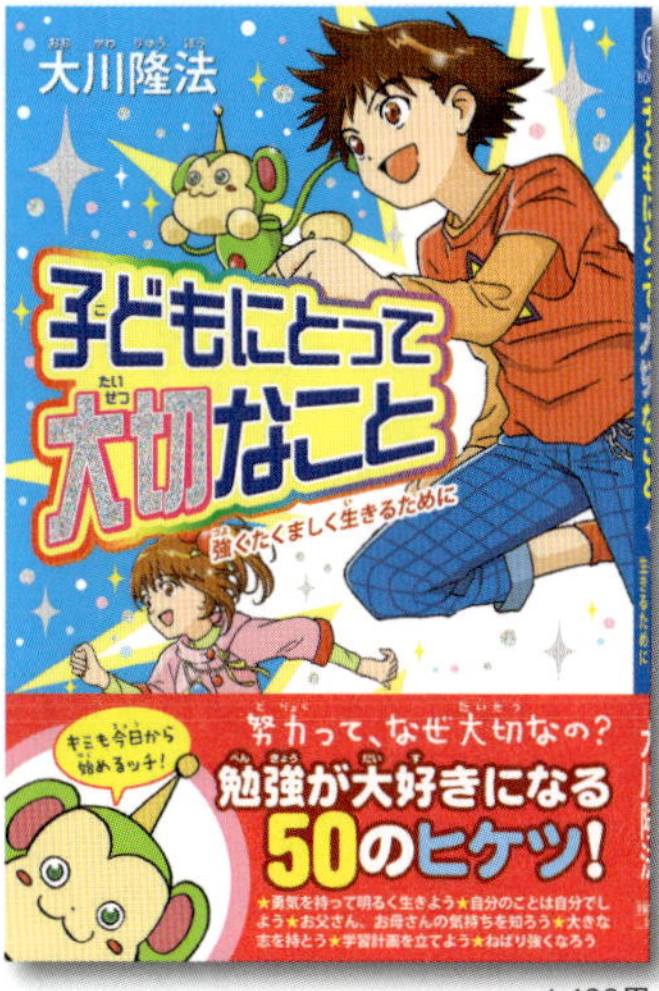

1,400円

★「強《つよ》く」「やさしく」「賢《かしこ》く」育《そだ》つ子《こ》どものための成功論《せいこうろん》。

★しつけや勉強《べんきょう》の習慣化《しゅうかんか》に役立《やくだ》つヒントが満載《まんさい》！

★全《ぜん》ページカラー！ 親子《おやこ》で楽《たの》しく学《まな》べます。

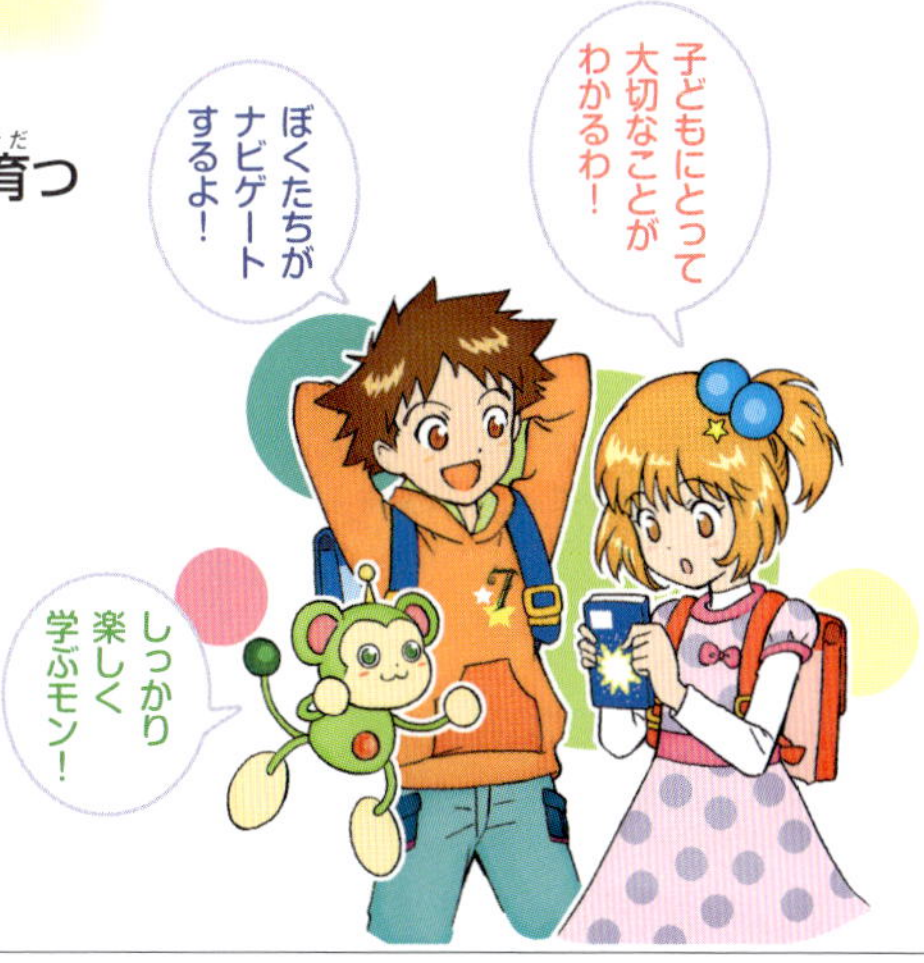

頭をシャープに。心を豊かに。

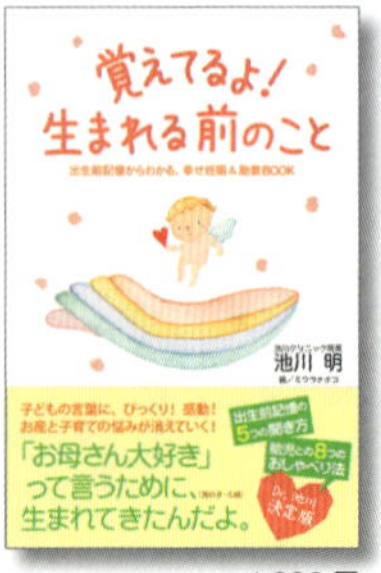

覚えてるよ！生まれる前のこと
出生前記憶からわかる幸せ妊娠&胎教BOOK

1,200円

池川 明 著

「胎内記憶」研究の権威が贈る決定版！　子どもたちが語る不思議な言葉に、驚き、感動しながら、妊娠とお産、胎教に関する不安・疑問が解消される。「胎内記憶の５つの聞き方」も初公開！

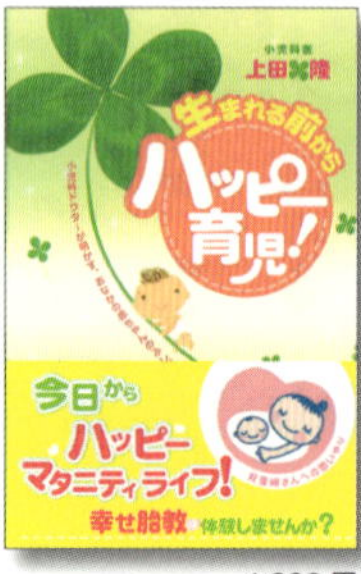

生まれる前から ハッピー育児！
小児科ドクターが明かす おなかの赤ちゃんのふしぎ

1,200円

上田 隆 著

新生児医療の最先端で活躍する小児科医が、「赤ちゃんの心と体にとって、本当によいお産と育児」を解き明かす。豊富な経験をもとにした、従来の実用書にはない驚きの情報が満載。

「facebook」はじめました。

「幸福の科学出版 一般書（第五編集局）」というタイトルでフェイスブックを開設しました。
小社から刊行される一般書の最新情報や編集にまつわる裏話などさまざまな情報を日々アップしています。

http://www.facebook.com/koufukubook

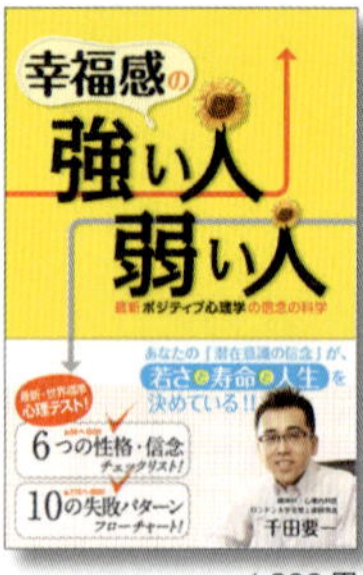

幸福感の強い人、弱い人
最新ポジティブ心理学の信念の科学

1,200円

千田要一 著

あなたの「潜在意識の信念」が若さと寿命と人生を決めている！　世界標準の実験結果から導き出した、幸福感を高めるための「よい信念」とは？ 潜在意識を自己診断できる最新心理学テストつき。